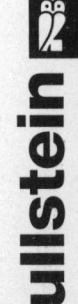

Das Buch

Was kann ich tun, um gesund und fit zu bleiben? Und wie kann man kleineren und größeren Erkrankungen effektiv zu Leibe rücken?

Hartmut Wewetzer durchforstet seit Jahren die Welt der Wissenschaft nach guten Nachrichten für unsere Gesundheit und macht uns Hoffnung: Es gibt ständig neue, oft verblüffende medizinische Erkenntnisse und Entwicklungen, die unser Leben verbessern können: Kaffee offen-bart sich als Gesundheitsdrink, Nüsse sind oft wertvoller als Vitaminpillen und Brokkoli hat das Zeug zur Krebsbremse. Angebliche Krankmacher erweisen sich als harmloser als gedacht und Diäten sind längst nicht immer das Gelbe vom Ei. Dafür tun sich auf dem Medikamentensektor ständig weitere Möglichkeiten auf.

Bringen Sie sich auf den neuesten Stand – in diesem Buch erfahren Sie, was man heute zu den aktuellen Chancen der Medizin wissen muss, aber auch, wie man diese Erkenntnisse im Alltag anwenden kann.

Der Autor

Hartmut Wewetzer wurde 1961 in Salzgitter geboren und studierte Medizin in Berlin. Nach seiner Zeit als Arzt im Praktikum ging er zum *Tagesspiegel*, wo er seit 1995 das Ressort Wissenschaft leitet und jeden Sonntag seine beliebte Kolumne über »gute Nachrichten aus der Medizin« veröffentlicht. 1998 wurde er mit dem Georg-von-Holtzbrinck-Preis für Wissenschaftsjournalismus ausgezeichnet.

Dr. Hartmut Wewetzer

Der Brokkoli-Faktor

und andere gute Nachrichten
aus der Medizin

Ullstein

Besuchen Sie uns im Internet:
www.ullstein-taschenbuch.de

Originalausgabe im Ullstein Taschenbuch
1. Auflage Juli 2008
© Ullstein Buchverlage GmbH, Berlin 2008
Die Angaben und Ratschläge in diesem Buch sind von Autor
und Verlag sorgfältig erwogen und geprüft; dennoch kann eine
Garantie nicht übernommen werden. Eine Haftung des Autors
bzw. des Verlags und seiner Beauftragten für Personen-, Sach-
und Vermögensschäden ist ausgeschlossen.
Umschlaggestaltung: HildenDesign, München
Titelabbildung: Ljupco Smokovski/shutterstock
Satz: LVD GmbH, Berlin
Gesetzt aus der Novarese Book
Druck und Bindearbeiten: CPI-Ebner & Spiegel, Ulm
Printed in Germany
ISBN 978-3-548-36997-6

Inhalt

KAPITEL 3
Fit bleiben! 85

Vorsicht, Falle!

KAPITEL 4
Was schmeckt: Vitamine und Co.

Vorwort

Was meinen Sie? Würden Sie Schokolade gegen Blut-hochdruck empfehlen? Oder Kaffee gegen Diabetes? An-dere Frage: Glauben Sie, Sie gefährden Ihre Gesundheit, wenn Sie übergewichtig sind?

Tag für Tag werden wir mit Nachrichten aus der Welt der Medizin überhäuft. Mit gutgemeinten Ratschlägen und Tipps. Aber was davon stimmt? Welche Erkenntnisse sind abgesichert, womit tue ich meiner Gesundheit wirk-lich einen Gefallen?

In meinem Buch gehe ich diesen Fragen nach – und ich muss sagen, oft haben mich die Antworten, auf die ich ge-stoßen bin, selbst verblüfft. Wussten Sie zum Beispiel, dass der übliche Maßstab für unser Körpergewicht, der BMI (»Body-Mass-Index«), gar nicht so wichtig ist? Ja, dass Menschen mit leichtem Übergewicht sogar länger leben?

Auf der Suche nach guten Nachrichten aus der Medizin habe ich mich darum bemüht, mich nicht von Vorurteilen, sondern von Fakten lenken zu lassen. Grundlage für die-ses Buch ist eine Kolumne, die ich seit Jahren im *Tagesspie-gel* in Berlin schreibe, wo ich als Ressortleiter der Wissen-schaftsredaktion arbeite.

Als Arzt weiß ich um die zum Teil hervorragenden Möglichkeiten der modernen Medizin, klar. Doch ich kenne auch ihre Grenzen, nicht zuletzt aus eigener Erfahrung. Deshalb war ich zunächst skeptisch, als mir zwei Kollegen der Zeitung vorschlugen, regelmäßig über gute Neuigkeiten aus der Medizin zu berichten. Für mich klang das ein wenig nach »froher Botschaft« und Sonntagspredigt. Ärzte beschäftigen sich, das ist nun einmal ihr Beruf, eher mit Leiden und Krankheit. Es liegt in der Natur der Sache, dass die Medizin nicht jedem helfen, nicht immer heilen kann.

Ich machte mich an die Arbeit. Und nach und nach änderte sich meine Meinung. Immer wieder wurde ich überrascht, welche positiven Entwicklungen es in der Medizin gibt. Und vor allem: wie viel man selbst tun kann, um gesund zu bleiben – oder wieder zu werden. Auch dabei will Ihnen dieses Buch behilflich sein.

Das erste Kapitel ist eine kleine Reise in unseren Kopf. Es geht um die Frage, wie wir geistig beweglich bleiben, und um unser seelisches Wohlbefinden. Welche Rolle spielt Bewegung für den Geist? Gibt es so etwas wie die Kraft des positiven Denkens? Was kann man tun, um besser zu schlafen? Gibt es ein Rezept, das uns hilft, glücklich zu werden – eine Art Glücksformel?

Das zweite Kapitel kreist um die Alltagsmedizin (bei diesem Kapitel habe ich persönlich am meisten gelernt!). Im Mittelpunkt stehen die vielen kleinen und größeren Zipperlein, die uns zu schaffen machen. Gibt es ein todsicheres Schnupfenmittel? Was tun bei Verdauungsproblemen, was bei Verstopfung? Es geht aber auch um Notfälle, auf die jeder von uns im Alltag stoßen kann. Beispiel: Was tun Sie, wenn an einer Bushaltestelle plötzlich jemand neben Ihnen zusammenbricht? Mund-zu-Mund-Beatmung? Auch zu dieser Frage gibt es aufregende neue Erkenntnisse!

Um das Thema körperliche Fitness dreht sich alles im dritten Kapitel. Wie viel Sport sollte man treiben? Was zeichnet eigentlich 100-jährige Menschen aus, was machen sie richtig, wie lauten ihre »Geheimrezepte«?

In Kapitel vier lernen Sie endlich den Brokkoli-Faktor kennen. Es geht also um Ernährung – ein Feld voller Vorurteile. Nehmen wir die Nüsse. Für viele sind Nüsse schlicht Kalorienbomben. Tatsache aber ist, dass Menschen, die regelmäßig Nüsse essen, tendenziell sogar schlanker sind. Wie lässt sich das erklären? Was ist von den vielen Ernährungs- und Diätmythen zu halten? Wie wichtig sind Vitamine? Sind Vitaminpillen etwas Gutes oder sogar schädlich? Und was ist mit diesem magischen Stoff im Rotwein, der Forscherherzen höher schlagen lässt, weil er Schlemmen ohne Reue verheißt? Grüner Tee genießt inzwischen fast den Ruf als Gesundheitselixier – zu Recht?

Zum Schluss, im fünften Kapitel, geht es um neue Behandlungsmöglichkeiten für chronische Krankheiten oder gesundheitliche Gefährdungen, mit denen sich viele von uns wohl oder übel irgendwann herumplagen müssen. Gerade hier tut sich eine Menge. Es gibt neue Ansätze bei der Behandlung von Lähmungen nach einem Schlaganfall – ein gezieltes Training kann Wunder wirken. Und man hat Fortschritte gemacht in der Behandlung von Krebs, Multipler Sklerose oder Herzleiden, um nur einige Beispiele zu nennen.

Grundlage für die Empfehlungen in diesem Buch sind wissenschaftliche Studien, die in namhaften medizinischen Fachzeitschriften veröffentlicht wurden. Es sind Untersuchungen, bei denen in der Regel eine große Zahl an Patientendaten ausgewertet wurden, nicht nur einzelne Fälle. In diesem Buch werden Sie also nicht auf Wunderheilungen oder exotische Anekdoten stoßen. Dafür ist mir meine und Ihre Gesundheit zu wichtig. Nein, im Vordergrund stehen wissenschaftlich abgesicherte und nachvollziehbare Therapien.

Aber selbst präzise Studien sind nicht alles. Auch sie zeigen immer nur eine Momentaufnahme, sie bilden lediglich einen Ausschnitt ab. Gesundheit ist komplex, vielseitig, vielschichtig, die medizinische Forschung in ständiger Bewegung. Deshalb habe ich bei meinen Recherchen häufig mit anderen Ärzten und Wissenschaftlern über das Thema gesprochen, mir ihre Einschätzung und Empfehlung eingeholt. Erst so ergibt sich, wie ich hoffe, ein möglichst ausgewogenes Urteil. Schließlich geht es um das kostbarste Gut, das wir haben.

KAPITEL 1

Gut für den Geist

Wer wird denn gleich in die Luft gehen?

Das Anti-Zorn-Programm für den Alltag

Wann haben Sie sich das letzte Mal so richtig geärgert? Als Sie Ihre überfällige Gehaltserhöhung wieder nicht bekommen haben? Als Sie entdeckt haben, dass der Handwerker in Ihrem Badezimmer gepfuscht hat? Als Sie bei der Verkehrskontrolle verwarnt wurden, weil ein Glühlämpchen an Ihrem Auto defekt war?

Es gibt tausend Gründe, um sich zu ärgern. Das Ergebnis ist immer das gleiche: Sie kochen innerlich und möchten am liebsten in die Luft gehen. Was tun, wenn man kurz vorm Ausrasten ist?

Ganz einfach: Zählen Sie bis zehn. Diesen Rat kannte schon der amerikanische Präsident Thomas Jefferson vor 200 Jahren. »Wenn Sie sehr zornig sind, sollten Sie sogar bis hundert zählen, bevor Sie sprechen«, riet Jefferson. Damit hatte der lebenskluge Politiker die beiden wichtigsten Elemente des Ärger-Managements umrissen. Es geht darum, Zeit zu gewinnen und sich abzulenken, statt sich immer weiter hineinzusteigern. Wer mit Zählen beschäftigt ist, schiebt der Wut einen Riegel vor. Kleiner Tipp: Zwischen jeder Zahl kurz und tief Luft holen.

Schon mein Vater wandte die Methode mit dem Luftholen an, wenn ich als kleiner Knirps vor Jähzorn zu explodieren drohte. Er sagte: »Jetzt hol mal tief Luft!« Das wirkte. »Tiefes Atmen unterläuft die Kämpfen-oder-fliehen-Stressreaktion, die dem Ärger zugrunde liegt«, sagt der amerikanische Psychiater Dan Johnston. »Gezielt einen langsamen, tiefen Atemzug zu nehmen entspannt nicht nur, sondern hilft uns auch, uns auf die Situation zu konzentrieren.«

Wenn man sich dann ein bisschen gefangen hat, kommt Stufe zwei. »Schlagen Sie nicht um sich, sondern antworten Sie überlegt«, empfiehlt Johnston. »Denken Sie sich in Ihren Kontrahenten hinein, haben Sie Mitgefühl – auch wenn es schwerfällt«, so die Maxime seines Anti-Zorn-Programms. »Auf diese Weise ermöglichen Sie sich selbst, bestimmt und nachdrücklich zu antworten. Seien Sie ehrlich und direkt, vertreten Sie Ihre legitimen Ansprüche. Aber respektieren Sie zugleich die Rechte des anderen. So machen Sie den Weg zum Ausgleich frei.«

Dabei kann auch hilfreich sein, sich selbst noch einmal mit eigenen Worten klarzumachen, was der andere gesagt hat. Man schaltet das Gehirn ein und vermeidet Missverständnisse. Wenn nötig, sollte man das Gespräch abbrechen: »Können wir später darüber reden?« oder »Kann ich Sie deshalb noch einmal anrufen?« Das ist besser, als Dampf abzulassen. Gehen Sie lieber spazieren oder steigen Sie ein paar Treppen.

So, jetzt kann der Ärger kommen.

Fit und pfiffig

Bewegung ist gut für den Kopf

Eine Erkältung kommt nicht von Kälte, sondern wird durch Viren ausgelöst. Ein Magengeschwür wird von Bakterien hervorgerufen, nicht von Stress. Nicht selten widersprechen die Erkenntnisse der Wissenschaft unserem Alltagsverständnis. Umso schöner, wenn sie auch einmal unsere Vorurteile bestätigt. Ganz besonders trifft das auf den Spruch »Mens sana in corpore sano« zu. Dass ein gesunder Geist in einem gesunden Körper wohnt, wusste schon der römische Dichter Juvenal, aus dessen Satiren der Spruch stammt (wobei der dem Körperkult der Antike eher ironisch gegenüberstand). Juvenals Behauptung ist mittlerweile auch wissenschaftlich bestätigt worden: Wer sich körperlich bewegt, bleibt geistig beweglich. So einfach kann die Welt sein!

Sport, zum Beispiel Kreislauftraining mit Aerobic, stärkt also auch den Verstand. Und zwar nicht nur eine bestimmte Fähigkeit, sondern ganz allgemein. Wie das geschieht, ist noch nicht endgültig geklärt. Aber der allmähliche geistige Abbau, der im Alter nahezu unvermeidlich ist, wird gebremst. Die Hirnrinde, in der die berühmten kleinen grauen Zellen dicht an dicht versammelt sind, schrumpft weniger, wenn man als älterer Mensch seinen Kreislauf regelmäßig trainiert.

Amerikanische Wissenschaftler haben älteren Leuten, trainierten und untrainierten, beim Denken ins Gehirn geschaut. Sie wollten wissen: Wo liegen die Unterschiede zwischen den Trägen und den Trainierten? Dazu verwendeten Stanley Colcombe von der Universität von Illinois in Urbana und seine Mitarbeiter ein Verfahren namens

Funktionale Magnetresonanz-Tomographie. Sie zeichnet Veränderungen der Durchblutung im Gehirn auf. Im Rahmen des Experiments mussten die Teilnehmer zeigen, wie schnell sie auf Signale reagieren konnten.

Das Ergebnis der im Fachblatt der amerikanischen Akademie der Wissenschaften erschienenen Studie: Kreislauftrainierte schnitten besser ab und ihr Gehirn war anders durchblutet. Bereiche, die für die Erfüllung der Aufgabe benötigt wurden, waren stärker aktiv. Dagegen gab es ein Areal, das bei den Untrainierten stärker mit Leben erfüllt war. Es war damit befasst, die Aufmerksamkeit zu sammeln. Damit hatten die Fitten offenkundig weniger zu kämpfen – sie waren konzentrierter.

Fitter Körper – flotter Verstand. Ein guter Grund für einen Spaziergang. Dreißig Minuten täglich genügen!

Knobeln für den Verstand

Was man tun kann, um geistig in Schwung zu bleiben

Bewegung hilft auch dem Geist auf die Sprünge. Wer älter als 65 ist und mindestens dreimal die Woche Sport für 15 Minuten treibt, dessen Risiko, an geistigem Verfall (Demenz) zu erkranken, sinkt um ein Drittel, haben amerikanische Wissenschaftler festgestellt. Man kann also sein Gehirn über seinen Körper trainieren. Was aber hilft es, wenn man versucht, im Kopf fit zu bleiben?

Auch darauf können US-Forscher nun eine Antwort geben. Sherry Willis von der Pennsylvania State University und ihre Mitarbeiter gingen der Frage nach, was ein geistiges Fitness-Studio für Ältere (Durchschnittsalter

73 Jahre) bringt. Ergebnis der im Fachblatt *Jama* veröffentlichten Untersuchung: Wer sich dem »kognitiven Training« unterzog, profitierte davon auch noch fünf Jahre später und kam nach eigener Einschätzung mit seinem Alltag besser zurecht.

Die Forscher hatten ihre 2800 Versuchspersonen in vier Gruppen aufgeteilt. Die erste bekam Gedächtnistraining, die zweite Hilfe für Problemlösungen, die dritte trainierte ihre Schnelligkeit am Computer und die vierte blieb zum Vergleich unbehelligt. Es gab jeweils zehn einstündige Trainingssitzungen, die nach elf und 35 Monaten aufgefrischt wurden.

Trotz der relativ kurzen Übungen war der Effekt lang anhaltend. Dementsprechend euphorisch fiel das Urteil der Forscher aus. »Wenn Sie Bedenken haben, dass Sie später in Ihrem Leben nichts Neues mehr lernen können, dann sollten Sie die beiseiteschieben«, rät Michael Marsiske, einer der beteiligten Wissenschaftler.

Offen sein für Neues – das ist im Alter nicht nur möglich, sondern geradezu eine Bedingung für geistige Beweglichkeit. Dabei muss es nicht unbedingt ein strenges Gehirntraining sein. »Wichtig ist die intellektuelle Anregung«, sagt Lutz Frölich vom Zentralinstitut für seelische Gesundheit in Mannheim. Verlassen Sie gewohnte Bahnen, lernen Sie eine Sprache, gehen Sie ins Konzert. »Erlaubt ist, was gefällt«, meint Matthias Riepe, Psychiater an der Berliner Charité. »Vom Besuch einer Fortbildungsveranstaltung bis zur Lektüre der Tageszeitung.«

Neben körperlicher Bewegung und geistiger Abwechslung sind auch menschliche Kontakte für die geistige Gesundheit im Alter wichtig. Je dichter das soziale Netz gewebt ist, desto besser.

Natürlich verleihen all diese Dinge keinen absoluten Schutz. Und der Psychiater Frölich gibt zu bedenken, dass man möglichst früh damit anfangen sollte, seinen Geist auf Trab zu halten. Bis die ersten Zeichen geistigen Verfalls offenbar werden, hat die Krankheit sich bereits etliche Jahre unbemerkt ausgebreitet. »Bricht eine Demenz aus, hat sie schon zwei Drittel ihrer Wegstrecke zurückgelegt«, sagt Frölich. »Und wenn sie erst mal da ist, dann ist es zu spät.« Frölich hat beobachtet, dass viele Leute erst dann mit dem »Training« beginnen, wenn die Krankheit bereits spürbar ist. Aber das kann Ihnen jetzt nicht mehr passieren!

Gute Gefühle

Kleine Anleitung zum Glück

Unsere Regierung sollte auf den früheren König von Bhutan hören. Der Herrscher dieses südasiatischen Landes hatte es zu seiner politischen Aufgabe gemacht, das nationale Bruttoglücksprodukt zu steigern. Das klingt lächerlicher, als es ist. Denn wie aus einer amerikanischen Untersuchung hervorgeht, ist Glück die Grundlage für Erfolg. Glückliche Menschen haben mehr Erfolg als weniger glückliche. Nicht Erfolg macht glücklich, sondern Glück macht erfolgreich. Vor dem Bruttosozialprodukt kommt also tatsächlich erst einmal das Bruttoglücksprodukt.

Herausgefunden haben das Forscher der Universität von Kalifornien in Riverside. Sie werteten 225 Studien aus, in denen der Zusammenhang von Glück und Erfolg untersucht wurde. »Wir fanden deutliche Hinweise darauf, dass Glück Menschen geselliger und großzügiger, produktiver bei der Arbeit und erfolgreicher beim Geldverdienen macht. Außerdem haben Glückliche ein stärkeres Immunsystem«, erläutert Sonja Lubomirsky, die Leiterin der Untersuchung. Ausgefüllte Menschen sind experimentierfreudiger und stellen sich eher Herausforderungen. Das wiederum stärkt die positiven Gefühle und ist förderlich für den Erfolg bei der Arbeit, gute Beziehungen, Gesundheit und Lebenserwartung.

Glück, nicht harte Arbeit, als Schlüssel zum Erfolg – das klingt nicht gerade so wie die Schulweisheit, nach der erst die sauren Trauben der Entbehrung uns irgendwann ans Ziel führen. Es könnte eher sein, dass es auch zum Erreichen eines großen oder weit entfernten Ziels der positiven Gefühle bedarf. Man muss sich Sisyphos als glücklichen Menschen vorstellen, hat Camus gesagt.

Aber wie wird man glücklich?

Antwort eins: Auf das Geld kommt es eher nicht an (es gibt immer jemanden, der mehr hat). In so unterschiedlich reichen Ländern wie Ghana, Mexiko, Schweden und den USA sind die Menschen ähnlich zufrieden. Und in den am meisten entwickelten Ländern hat sich der Wohlstand während der letzten fünfzig Jahren vervierfacht, ohne dass die Bürger dieser Nationen ständig auf Wolke sieben schweben würden.

Antwort zwei: Die Familie ist ein wichtiger Schlüssel zum Glück. Verheiratete leben im Schnitt drei Jahre länger als Unverheiratete, sind körperlich und geistig gesünder. Offenkundig fügt Glück dem Leben Jahre hinzu. Eine Familie zu haben steigert das Wohlergehen, und das umso mehr, je mehr Zeit wir mit ihr verbringen. Natürlich sind soziale Bindungen auch über die Familie hinaus wichtig. Zu Freunden, Nachbarn, am Arbeitsplatz. Je besser die Kontakte, desto besser für uns.

Antwort drei: Die Arbeit kommt erst an zweiter Stelle, sie kann die Familie nicht ersetzen. Hier gilt, dass Selbständigkeit beim Arbeiten, Vertrauen, Gerechtigkeit und die Möglichkeit, an Entscheidungen teilzuhaben, wichtig sind. Ähnliches gilt auch für die Politik: Je mehr sie die individuellen Interessen ihrer Bürger berücksichtigt, desto glücklicher werden diese sein.

Dass Glück gesund halten kann, bestätigt eine Studie von Forschern des Londoner University College, die im amerikanischen Fachblatt PNAS veröffentlicht wurde. Die Wissenschaftler verdonnerten 216 gesunde Staatsdiener mittleren Alters dazu, jeden Tag 33-mal ihren »Glückspegel« auf einer Skala von eins bis fünf zu notieren. Außerdem wurden die Studienteilnehmer psychischen Belastungstests unterworfen und auf typische körperliche Anzeichen von Stress untersucht.

Es stellte sich heraus, dass die glücklichsten Teilnehmer eine geringere Konzentration des Stresshormons Cortisol im Blut hatten und ihr Herz langsamer schlug. Zudem stieg bei seelischer Anspannung das Gerinnungseiweiß Fibrinogen langsamer im Blut an – ein gutes Zeichen.

All das spricht dafür, dass Ausgeglichenheit und gute Laune das Risiko für Herz-Kreislauf-Krankheiten und für Diabetes senken können. Allerdings muss man berücksichtigen, dass die Untersuchung nur eine Momentaufnahme darstellt und keine Langzeiteffekte in den Blick nahm.

Gesund ist also nur der Glückliche? Diese Schlussfolgerung wäre dann doch etwas übertrieben, ja sogar falsch.

Natürlich gibt es auch Glückliche, die nicht gesund sind, und Gesunde, denen das Glück nicht hold ist. Und selbstverständlich ist jeder normale Mensch auch einmal schlecht gelaunt und nicht immer in Hochstimmung.

Hier ein paar Tipps aus der Abteilung Glücklichsein, frei nach den beiden US-Psychologen David Myers und Dan Baker:

– Wie schon gesagt: Glück kommt nicht von Erfolg, obwohl das oft behauptet wird.
– Teilen Sie sich Ihre Zeit ein.
– Suchen Sie sich eine Arbeit und Freizeitbeschäftigungen, die Ihnen liegen.
– viel Bewegung, genug Schlaf
– enge Beziehungen
– Seien Sie dankbar für das, was Sie haben (nicht unbedingt materiell gemeint).
– Nehmen Sie sich selbst nicht so wichtig.
– »Nähren« Sie Ihre spirituelle Seite. Das muss nicht heißen, dass man religiös wird. Es kann einfach bedeuten, dass man sich mit Dingen beschäftigt, die jenseits des rein Materiellen liegen. So kann man sich neue Dimensionen seiner Persönlichkeit erschließen.
– Konzentrieren Sie sich auf Ihre Chancen und vertrauen Sie auf Ihre Fähigkeit, Dinge in den Griff zu bekommen.

Auch der Wissenschaftsautor Stefan Klein hat in seinem Buch DIE GLÜCKSFORMEL einige Rezepte für Ausgeglichenheit und Harmonie zusammengetragen:

– Leib und Seele hängen zusammen. Deshalb heben Bewegung und Sex die Stimmung am sichersten.

- Tun macht glücklicher als Nichtstun.
- Wacher Geist und Aufmerksamkeit steigern den Genuss.
- Bei Ärger »Dampf abzulassen« schadet in Wirklichkeit, auch wenn dieses Rezept immer noch kursiert. Negative Emotionen wie Wut und Trauer sollten besser kontrolliert werden.
- Jeden Tag das gleiche Essen auf dem Teller, die gleiche CD hören, im Büro die gleichen Formulare ausfüllen – Monotonie ist trist. Vielfalt und Abwechslung bringen dagegen Würze in unser Leben.

Zeit der Gespenster
Wie man den Nachtschreck besiegt

Im Schlafzimmer meiner Eltern gab es diesen großen dunklen Schrank. In ihm hausten Gespenster und, ich sage es nicht gern, Menschenfresser. Jedenfalls solange ich klein war. Die Gefahr lauerte auch unter meinem Bett. Die Tür musste deshalb immer einen Spalt auf sein. Das Licht vom Flur hielt die Unholde in Schach. Oder besser: hält. Denn auch meine Kinder schlafen nur bei geöffneter Tür ein. Wegen der Monster.

Kinderjahre sind magische Jahre. Im Guten wie im Bösen. In der Welt der Vierjährigen existieren die Geister und Gespenster tatsächlich. Es ist die Zeit, in der es ganz normal ist, an sie zu glauben und sich vor ihnen zu fürchten. Oder vor schlimmen Träumen. Ja, vielleicht durchlebt man in dieser Lebensphase sogar eine Schule der Angst. Man lernt, mit seiner Furcht umzugehen und das Böse zu besiegen. Hoffentlich. Eine Kindheit, in der man sich fast nur vor eingebildeten Gefahren schützen muss, ist jedenfalls nicht die schlechteste.

Für ein Kind ist die Furcht nur zu gut begründet. Es ist klein und alles in seiner Welt ist groß. Es besitzt keine Macht und es ist in der Hand von anderen (gut, manche Eltern haben da vielleicht eine andere Meinung). Ein Kind versteht noch nicht, wie die Welt funktioniert. Und es ist egozentrisch; alles, was passiert, geschieht seinetwegen und kann es bedrohen. Ist es da ein Wunder, wenn es sich gruselt?

Der Bostoner Kinderarzt Steven Parker hat einige Tipps parat, wie Eltern ihren Kindern beim Lösen des Monsterproblems helfen können:

- Man sollte sich in Kinder einfühlen, ihre Furcht ernst nehmen und sich nicht lustig machen. Denn Geister gibt's zwar nicht, aber die Angst vor ihnen umso mehr. Man sollte den Kindern Mut machen, sie beruhigen.
- Eltern haben magische Kräfte. Also sollte man diese auch einsetzen. Zum Beispiel seinem Kind eine »Anti-Monster-Taschenlampe« geben, mit der es sich die Schrecken der Nacht fernhalten kann. Oder die gefährlichen Orte untersuchen: »Ich habe überall nachgesehen, auch im Schrank – es sind keine Gespenster mehr da! Vorhin habe ich Monsterspray versprüht, das wirkt garantiert.«
- Versuchen Sie es auch mit Videotherapie: Man kann sich zum Beispiel zusammen mit seinem Kind die »Monster-AG« anschauen. In diesem Film geht es schließlich nicht um die alltäglichen Nöte der Kinder, sondern der Kinderschrecks. Oder wie wäre es mit

Buchtherapie – etwa mit dem KLEINEN GESPENST von Otfried Preußler? Ich meinerseits fand als Kind immer das Märchen VON EINEM, DER AUSZOG, DAS FÜRCHTEN ZU LERNEN der Brüder Grimm ungeheuer beruhigend. »Ach, wenn mir's nur gruselte!«, sagte der Held. Eine unglaubliche Geschichte. Und gerade deswegen half sie – Märchentherapie eben.

– Manchen Kindern erleichtern leise Musik und natürlich eine offene Kinderzimmertür das Einschlafen. Oder ein Kuscheltier.

– Es kann helfen, zusammen mit dem Kind ein Bild zu malen, auf dem die gefährlichen Situationen dargestellt werden, und darüber zu sprechen. Dann haben die Monster garantiert keine Chance mehr.

Reden wir über andere!

Warum Klatsch und Tratsch gesund sind

Jetzt geben Sie's schon zu: Sie tun's doch auch gern, oder? Was? Klatschen natürlich! Hat die Kollegin bei der letzten Betriebsfeier nicht ziemlich eng mit dem Chef getanzt? Außerdem möchte man doch wissen, wer diese ominöse Prämie von der Geschäftsführung bekommt – bestimmt wieder Maier, der Schleimer.

Jeder redet gern über andere, die rein zufällig nicht anwesend sind: über Menschen aus dem eigenen Umfeld, über Chefs und Kollegen – oder über Prominente. Die halbe Medienwelt lebt vom unersättlichen Appetit der Massen auf Skandalgeschichten, Affären und verrutschte Abendroben. Der Treibstoff fürs Lästern geht nicht aus.

Wenn ein Verhalten so verbreitet ist, dann muss es einen tieferen Sinn haben. Sagen sich zumindest Psychologen und Biologen, die unser Verhalten ergründen.

Erklärung Nummer eins: Tratschen schweißt zusammen. Es festigt unsere sozialen Bindungen, vor allem, wenn es »leicht negativ« gefärbt ist, wie Jennifer Bosson von der Universität von Oklahoma festgestellt hat. Die Psychologin veröffentlichte ihre Ergebnisse vor kurzem im Fachblatt PERSONAL RELATIONSHIPS. Das despektierliche Reden über Dritte erzeugt Vertraulichkeit; man teilt ein kleines Geheimnis. Aber man soll es mit dem Herziehen über andere auch nicht übertreiben. Sonst geht der Schuss nach hinten los, schlechte Gefühle gewinnen die Oberhand, aus Freundschaft wird Feindschaft.

Erklärung Nummer zwei führt zu unseren nächsten Verwandten, den Affen. Naturgemäß stammt sie von einem Evolutionspsychologen. Diese Wissenschaftlerspezies leitet in aller Regel menschliches Verhalten aus Überlebensvorteilen unserer Vorfahren ab. Für Robin Dunbar, Psychologe an der Universität von Liverpool, ist Tratschen die Fortsetzung des Lausens mit anderen Mitteln. Affen verbringen bis zu einem Fünftel ihrer Zeit damit, sich gegenseitig das Fell zu kratzen. Dabei geht es allerdings nicht um Läuse, sondern hauptsächlich um die Pflege sozialer Beziehungen. Menschen ist das nicht mehr möglich. Unsere Gemeinschaften sind viel größer als eine Affenhorde, und das Lausen haben wir praktischerweise durch den Klatsch ersetzt. So tauscht man wichtige Informationen aus, versichert sich seiner Loyalität und baut Stress ab. Leute mit guten sozialen Netzen leben länger und gesünder, werden seltener depressiv und herzkrank. So ergab eine australische Studie des Zentrums für

Alternsstudien an der Flinders-Universität in Adelaide zur Lebenserwartung von Menschen jenseits der 70, dass viele Freunde im Alter einen wichtigen Faktor für langes Leben darstellen – wichtiger als die Familie.

Doch auch eine von der Evolution entwickelte Strategie hat ihre Grenzen. Wer zu schlecht über andere redet, riskiert das Gegenteil von dem, was er sich wünscht. Es drohen Ablehnung und Isolation. Aus dem Gespräch wird kein sozialer Klebstoff, sondern ätzende Säure. Manche Leute verzichten deshalb ganz auf den »schlechten« Tratsch – auch ein Weg.

Übrigens sollen es die Frauen gewesen sein, die mit dem Tratschen angefangen haben. Behauptet eine Frau, nämlich die Anthropologin Nicole Hess von der Universität von Kalifornien in Santa Barbara. Während die Männer der Steinzeit sich beim Jagen zusammentaten und sich mit roher Gewalt gegenüber ihren Widersachern durchsetzten, griffen Frauen zu subtileren Methoden. Sie schufen sich Verbündete mit dem Mundwerk. Was das Wort von den Waffen einer Frau in ein neues Licht taucht.

Im Rhythmus der Deltawellen
Schlafen schärft das Gedächtnis

Wir lernen im Schlaf. Während wir mehr oder weniger selig schlummern, ist unser Gehirn fleißig dabei, am Tag zuvor Erfahrenes und Gemerktes in sein Gedächtnis einzubauen. Guter Schlaf hilft, geistig fit zu bleiben, könnte demnach ein einfaches Rezept lauten.

Wie Erinnerungen entstehen, ist nicht völlig geklärt. Unentbehrlich dafür ist der Hippocampus. Dieser ist ein Teil des Großhirns und windet sich am Innenrand der beiden Schläfenlappen des Gehirns entlang. Der Hippocampus jedenfalls spielt eine wichtige Rolle als Zwischenspeicher. Hier laufen die Fäden verschiedener Hirngebiete zusammen. Und hier entsteht ein wichtiger Teil der Erinnerung. Gespeichert wird sie dann vor allem in der Hirnrinde. Mit der steht der Hippocampus in regem Austausch.

Aber beim Lernen kommt es nicht nur auf die korrekte Verschaltung zwischen den Hirnarealen an, sondern auch auf den richtigen Rhythmus. »Good vibrations« sind wichtig, haben der Schlafforscher Jan Born von der Universität Lübeck und sein Team festgestellt. Während der Tiefschlafphasen erzeugt die Hirnrinde ein bioelektrisches Feld, das in einem langsamen Rhythmus von knapp einem Hertz hin- und herschwingt, also etwa einmal pro Sekunde. Bisher war umstritten, ob diese träge dahinfließenden »Deltawellen« nur sinnloses Geplätscher sind oder einen tieferen Sinn haben. Doch Jan Born ist sicher: Die langsamen Deltawellen helfen uns beim Lernen. Sie könnten wie ein Verstärker wirken, während der Hippocampus das am Tag Gelernte und Erfahrene rekapituliert und in die Hirnrinde überspielt.

Wie sie im Fachblatt NATURE berichten, untersuchten die Forscher Deltawellen bei Medizinstudenten. Die Studenten büffelten vor dem Schlafen Vokabeln. Während sie tief schliefen, bekam ein Teil von ihnen über Kontaktstellen auf der Schädeldecke einen schwachen, nicht spürbaren und völlig ungefährlichen elektrischen Wechselstrom ins Gehirn zugeführt. Der Strom hatte den gleichen Rhythmus wie die natürlichen Deltawellen der Hirnrinde –

knapp ein Hertz. »Auf diese Weise haben wir das natürliche elektrische Feld der Tiefschlaf-Deltawellen verstärkt«, erklärt Born. Mit Erfolg: Die Studenten, deren Lernzentren während des Schlafes elektrisch stimuliert worden waren, schnitten beim Vokabeltest am Morgen darauf erfolgreicher ab. »Ihre Gedächtnisleistung hatte sich um acht Prozent verbessert«, berichtet Born.

Acht Prozent, das ist nicht eben viel. Aber man muss berücksichtigen, dass Medizinstudenten bereits hoch trainierte »Lerner« sind. Bei ihnen zählt jedes Prozent etwa so viel wie bei Hochleistungssprintern die Hundertstelsekunde.

Wäre es nicht eine verlockende Idee, nun eine Art Deltawellen-Kappe als Lernhilfe und Gedächtnisstütze auf den Markt zu bringen? Born geht es nicht um eine kommerzielle Anwendung seiner Forschungsergebnisse, aber »vorstellbar wäre das schon«. Zumal jenseits der vierzig die stimulierenden Deltawellen immer seltener werden, von Menschen mit schweren Gedächtnisstörungen ganz zu schweigen. Bei ihnen herrscht geradezu Ebbe.

Von Babys und Aliens
Traurig im Wochenbett

Erfolgreich, schön, wohlhabend, intelligent – und nun auch noch Mutter. Die amerikanische Schauspielerin Brooke Shields erfüllte sich den Traum vom perfekten Glück. Aber bei ihr bewahrheitete sich die Regel, nach der die Pflicht zum Glücklichsein der schnellste Weg ins Unglück ist. Brooke Shields wurde nach der Geburt ihrer

Tochter im Mai 2003 depressiv. »Ich wollte nicht mehr leben«, bekannte die 38-Jährige später gegenüber dem amerikanischen Magazin WEBMD. »Ich wollte aus dem Leben springen, aber dann dachte ich mir: Du wohnst nur im vierten Stock. Da brichst du dir sämtliche Knochen und alles wird noch schlimmer.«

Und das Kind? »Chris, mein Mann, sagte: ›O Gott, das Kind schreit!‹ Ich aber blieb reglos und sagte: ›Ja, das stimmt. Es schreit. Ich frage mich, was es wohl will.‹ Es war, als hätte ein Alien von mir Besitz ergriffen und mich gezwungen, immer das Gegenteil von dem zu tun, was richtig war.«

Brooke Shields war an einer besonders schweren Wochenbettdepression erkrankt. Die meisten Mütter fallen zwischen dem dritten und siebten Tag nach der Geburt in ein Stimmungsloch, »Heultage« genannt. Sie sind traurig und müde und weinen grundlos. Aber dieser »Baby-Blues« verschwindet wieder. Nach ein paar Stunden, nach ein paar Tagen. Anders die Wochenbettdepression. Sie ist tiefgreifender, langwieriger und ebenfalls ziemlich häufig. Man schätzt, dass jede zehnte Frau eine Wochenbettdepression bekommt. Die hormonelle Achterbahnfahrt nach der Geburt spielt dabei als Auslöser eine wichtige Rolle. Typische Zeichen sind Trauer, Angst, Appetitlosigkeit, Schlafstörungen, Unruhe, Müdigkeit, Gefühle von Wertlosigkeit und Schuld, Konzentrationsstörungen und Selbstmordgedanken.

In den meisten Fällen lässt sich die Wochenbettdepression gut behandeln, so dass sie wieder verschwindet. Auch wenn es einer Frau, die im Tief steckt, schwerfällt, das zu glauben. Es kann nötig sein, die Depression mit einem Medikament zu behandeln. Dabei ist Vorsicht geboten, falls das Baby gestillt wird. Psychotherapie kann ebenfalls helfen.

Aber man kann auch selbst etwas tun. Frauen, die es erwischt hat, sollten sich nicht abschotten, sondern sich mit Freunden und Familienangehörigen treffen. Isolation macht alles nur noch schlimmer. Ebenso wichtig: viel Sonne, eine ausgewogene Ernährung mit wenig Alkohol und Kaffee, Bewegung und so viel Schlaf und Ruhe wie nötig. Entlastung durch andere kann eine große Hilfe sein; gerade Angehörige helfen gern, wenn ein neues Familienmitglied da ist. Manchen Frauen hilft es auch, sich mit anderen »frischgebackenen« Müttern zu treffen.

»Die Wochenbettdepression nimmt sich bestimmte Wahrheiten und macht das Schlimmste aus ihnen«, sagt Brooke Shields. »Die Wahrheit ist, dass sich das Leben für immer ändert, wenn man ein Kind hat. Aber was man nicht bedenkt, ist, dass das Leben schöner und reicher werden kann.« Die Schauspielerin ist inzwischen über den Berg. Und hat mittlerweile ein zweites Kind.

Mut zum Risiko

Eine kleine Entscheidungshilfe

Keine Experimente! Bloß nichts riskieren! Sicher ist sicher! Zugegeben, das Risiko hat einen schlechten Ruf, gerade in Deutschland. Sicherheit ist Trumpf, Versicherungen haben Konjunktur. Man weiß ja nie. Überhaupt nicht dazu passen will eine Studie, nach der Menschen, die gerne Risiken eingehen, zufriedener sind. Macht Gefahr etwa glücklich?

Mehr als 20 000 Menschen haben Bonner und Berliner Forscher über ihre Risikobereitschaft befragt und mit ihnen ein Gedankenexperiment angestellt. Die Befragten sollten sich vorstellen, sie hätten in einer Lotterie 100 000 Euro gewonnen. Von diesem Geld durften sie einen Teil bei der Bank anlegen. Die Wahrscheinlichkeit, diesen Betrag in zwei Jahren zu verdoppeln, betrug 50 Prozent. Aber die Wahrscheinlichkeit, die Hälfte des investierten Geldes zu verlieren, lag ebenfalls bei 50 Prozent.

Am Ende zeigte sich, dass Frauen vorsichtiger als Männer waren. Ebenso tendierten Ältere eher zur Risikovermeidung als Jüngere, kleinere Menschen eher als große und Unzufriedene eher als Zufriedene.

Allerdings gibt es bei der Erklärung dieser Ergebnisse ein Henne-und-Ei-Problem zu lösen, wie Armin Falk von der Universität Bonn, einer der beteiligten Wissenschaftler, zu bedenken gibt. Es kann sein, dass zufriedene Menschen eher Risiken eingehen – oder aber dass, wer Risiken eingeht, gerade deshalb zufriedener wird.

»Im Durchschnitt sind die Deutschen risikoscheu«, stellt Falk fest. »Die Menschen mögen Unsicherheit nicht.« Also besser doch kein Risiko, keine neue Herausforderung. Kein Sprung ins kalte Wasser, keine neue Stadt, kein neuer Beruf, kein neuer Partner.

Ist es nur eine Frage des Typs, ob man Risiko mag? Ganz so ist es auch nicht. Wer neue Wege geht, könnte am Ende tatsächlich glücklicher sein, weil er die eingefahrenen Gleise verlassen hat. Und ganz handfeste Vorteile haben. Denn Risikofreudige verdienen auch mehr, haben die Forscher festgestellt. Selbstvertrauen zahlt sich aus!

Sicherheit kann sich sogar als gefährliche Illusion erweisen, sagt der Psychologe Gerd Gigerenzer vom Berliner Max-Planck-Institut für Bildungsforschung. Er rät zu einem anderen Lebensgefühl, zu einem entspannten Umgang mit dem Risiko. »Ein Leben in völliger Sicherheit wäre langweilig«, sagt er. »Hoffnung, Überraschung, Vorfreude wären draußen – viele unserer besten Gefühle!«

Die größten Siege erringt man über sich selbst. Überwinden Sie sich. Und wenn es der geheime Wunsch ist, einmal mit dem Fallschirm zu springen. Der Psychologe Manfred Schedlowski von der Eidgenössischen Technischen Hochschule Zürich hat bei Versuchspersonen gemessen, dass während eines solchen Tandemsprungs eine Menge Stresshormone ins Blut geschwemmt werden. Ein mehrstündiger heftiger Kick fürs Immunsystem ist die Folge. Aber auch die Seele erlebt ein Hoch. »Das war das Beste, was ich in meinem Leben getan habe«, schwärmte mir eine Freundin nach einem Tandemsprung vor. Vielleicht hat jeder seine Art, über seinen Schatten zu springen. Es muss ja nicht gleich vom Himmel sein.

Jeden Tag müssen wir unzählige Entscheidungen treffen. Kleine, und manchmal im Leben auch ganz große: für oder gegen ein Studium, eine Freundschaft, eine Arbeitsstelle, eine Partnerschaft. Wie aber geht man am besten vor?

Der Mensch hält von Natur aus an Bewährtem fest. Die Folgen eines Entschlusses werden genau kalkuliert. Werden wir mit dem neuen Auto wirklich glücklicher? Für eine Veränderung muss es gute Gründe geben. Aber die Erfahrung zeigt auch, dass die negativen Folgen einer schlechten Entscheidung überschätzt werden. Der schlimmste Fall tritt meist nicht ein. Also springen Sie ruhig einmal über Ihren Schatten. Sie werden es kaum bereuen.

Auch Intuition ist bei Entscheidungen wichtig. Kaum zu

glauben, aber bereits nach einem Wimpernschlag haben wir uns entschieden, einen Menschen zu mögen – oder auch nicht. 0,1 Sekunden genügen, schreibt das Wissenschaftsjournal NEW SCIENTIST. Manchmal ist es gut, seinem Bauchgefühl zu folgen. Das gilt paradoxerweise besonders bei schwerwiegenden Entscheidungen. Die neue Wohnzimmercouch sollte spontan gefallen. Dagegen sollte man stärker auf seinen Kopf hören, wenn es um Alltägliches geht, also zum Beispiel beim Einkaufen im Supermarkt.

Manchmal lohnt es sich, einen kühlen Kopf zu behalten. Sicher, Gefühle sind stets beteiligt. Aber nicht immer sind sie gute Ratgeber. Wer aufgewühlt und zornig ist, tut oft das Falsche. Und setzt dabei zu viel aufs Spiel.

Noch ein Trick: Spielen Sie einmal des Teufels Advokat. Gerade wenn wir zwischen Alternativen abwägen, haben wir uns im Innersten oft schon entschieden und lassen nur noch die Argumente zu, die uns bestätigen. Dabei sollten wir ruhig einmal nach Hinweisen dafür suchen, dass wir falsch liegen. Oder zumindest weniger dogmatisch sein.

Achten Sie auf das Wichtige. Werden Sie auch von Schildern wie »Reduziert!« oder »Sonderangebot« magisch angezogen? Vorsicht, diese »Anker« für unsere Aufmerksamkeit können vom Wesentlichen ablenken: Ist der Pullover wirklich sein Geld wert?

Weniger ist mehr. Es ist leichter, unter fünf statt 30 Sorten Schokolade die richtige zu finden. Wer nicht ganz so wählerisch ist und schneller zugreift, geht zufriedener durchs Leben.

Kennen Sie die Concorde-Denkfalle? In den 1970er Jahren entschieden sich Briten und Franzosen, wider bessere

Einsicht weiter in das Überschall-Verkehrsflugzeug Concorde zu investieren. Der Grund war ganz einfach der, dass sie bereits viel zu viel Geld für den Jet ausgegeben hatten. Mit bekannten Folgen. Machen Sie's besser: Weinen Sie nicht um vergossene Milch. Ziehen Sie einen Schlussstrich.

Manchmal muss man loslassen. Die Wahl kann zur Qual werden, die Freiheit zur Bürde. Dann ist es leichter, anderen eine Entscheidung zu überlassen.

Die Angst verlernen
Hilfe für Hypochonder

Diese Kopfschmerzen sind schon merkwürdig. Da steckt bestimmt etwas ganz Schlimmes dahinter. Vielleicht ein Tumor?

Hand aufs Herz: In fast jedem von uns verbirgt sich ein kleiner Hypochonder. Das Piksen über der Herzgegend, das Blubbern im Bauch, die merkwürdige Stelle auf der Haut – all das gibt zu den schlimmsten Befürchtungen Anlass.

Als noch der legendäre Hans Mohl im Fernsehen das »Gesundheitsmagazin Praxis« moderierte, füllten sich die Wartezimmer der Ärzte nach jeder Sendung mit Menschen, die genau die Symptome hatten, die am Abend zuvor im »Gesundheitsmagazin« abgehandelt worden waren. »Morbus Mohl« nannten die Ärzte das (und ernannten den Moderator zum Doktor ehrenhalber).

Es ist gut, wenn wir gegenüber unserem Körper wachsam und fürsorglich sind. Ein bisschen eingebildetes

Kranksein ist deshalb vielleicht sogar nützlich. Ganz anders steht es um die »echten« Hypochonder. Das sind Menschen, die zwar körperlich gesund sind, aber von Angst vor einer schweren Krankheit gequält werden – etwa Krebs oder Alzheimer. So sehr, dass sie sich nicht mehr beruhigen können. Ihnen droht das Versinken in der eigenen Krankheitswelt. Auch Einbildungen können eben Leiden hervorrufen.

Ärzten gelten die Hypochonder nicht selten als Nervensägen, als Menschen, denen nichts fehlt und die deshalb auch keine Therapie benötigen. Doch das ist ein Irrtum, sagt die Psychologin Gaby Bleichhardt von der Universität Mainz. Auch wenn ihnen nicht leicht zu helfen ist: Hypochonder können durchaus Hilfe brauchen. Allerdings keine medizinische, sondern psychotherapeutische. Eine Studie im Fachblatt JAMA zeigt, dass Verhaltenstherapie die Probleme »eingebildeter Kranker« lindern kann.

Der Harvard-Psychiater Arthur Barsky behandelte 102 Hypochonder mit sechs Sitzungen Verhaltenstherapie. Dabei wurden die eingebildeten Kranken darin geschult, ihre Furcht zu relativieren. Sie lernten, mit ihren Sorgen umzugehen und körperliche Beschwerden auszublenden. Es gelang bei 57 Prozent, die Störung zu mildern, die irrigen Auffassungen über Krankheit und falsche Gewohnheiten zu korrigieren und die Angst zu lindern. Das zeigt: Auch wenn es schwer ist, den Glauben an das Kranksein zu durchbrechen, kann es durchaus gelingen. Am Ende weicht die Angst der Gelassenheit.

Der tiefe Sinn des Tiefs

Stachel im Gemüt: Schlechte Laune hat ihren Zweck

Kennen Sie das auch, diese Miesepetrigkeit? Langsam schleicht sie herbei, klopft leise an, man wird ungehaltener. Schließlich ist die schlechte Laune da. Meinen persönlichen Tiefpunkt habe ich immer am frühen Sonntagnachmittag, so gegen 14 Uhr. Natürlich kann es auch andere Gründe für Wolken im Gemüt geben als einen Sonntagnachmittag. Das Match des Lieblingsvereins geht verloren. Die Kinder machen nichts als Ärger, die Politiker alles falsch. Das Auto geht kaputt. Den anderen geht's blendend, nur mir nicht.

Anlässe für Sauertöpfigkeit gibt es also zur Genüge. Wer keinen Grund für schlechte Stimmung hat, macht sich mitunter einen. Aber wo ist der Nutzen? Warum kann ich nicht immer gute Laune haben? Andersherum gefragt: Hat das Tief einen tieferen Sinn? Was hat die Natur sich nur dabei gedacht?

»Ein gewisses Maß an schlechter Stimmung ist normal«, schreiben die Evolutionsforscher Randolph Nesse und George Williams in ihrem Buch WARUM WIR KRANK WERDEN. Auch negative Emotionen haben ihren Platz. Sie haben sich im Laufe unserer Entwicklung als offenkundig sinnvoll und überlebenswichtig herausgemendelt. »Mit dieser Perspektive wird die Idee hinfällig, dass normales Leben schmerzfrei zu sein habe«, erklären Nesse und Williams. »Schmerzliche Gefühle sind nicht nur unvermeidlich, sie können nützlich sein.«

Wohlgemerkt: Es geht hier nicht um tatsächlich sinnlose Depressionen, um ausgeprägte, lähmende Niedergeschlagenheit, die völlig aus dem Ruder gelaufen ist. Sondern um alltäglichen kleinen Katzenjammer, wie er jeden mal befällt.

Die schlechte Stimmung, stellen Nesse und Williams fest, ist eine Art Bremse fürs Gemüt. Denn von Natur aus sind wir auch mit einer Menge Optimismus gesegnet. Es gibt Hinweise darauf, dass »die meisten von uns die eigenen Fähigkeiten und die eigene Effizienz konstant überschätzen«, behaupten die Forscher.

Im Alltag ist Selbstüberschätzung eine nützliche Sache. Sie verleiht zusätzliche Energien und lässt uns Dinge anpacken, die wir bei nüchterner Betrachtung gar nicht erst versucht hätten. Aber manchmal sollte man die rosarote Brille abnehmen, die Dinge sehen, wie sie wirklich sind, und sich selbst wieder auf normalmenschliches Maß reduzieren.

An dieser Stelle kommt die schlechte Laune ins Spiel. Sie ist eine Realitätspille. Bitter, aber manchmal notwendig. Das Stimmungstief ist ernüchternd, es macht uns nachdenklich, lässt uns schwierige Entscheidungen genauer überdenken. Und es macht kritisch, schärft die Urteilskraft, fördert ein gesundes Misstrauen gegenüber unserer Umwelt. Nicht ohne Grund gelten Leute, die ständig euphorisch sind, als leicht beschränkt.

Es hat sein Gutes, den Kopf nicht nur in den Wolken zu haben. Mit dem Glück geht die Natur nun einmal aus guten Gründen knauserig um, verleitet es doch zu Trägheit und Sorglosigkeit. Unsere Vorfahren in der Savanne hätte das den Kopf kosten können – lange vor Erfindung des Sonntagnachmittags.

Trauriger Winter

Licht und Luft – Medizin für die dunklen Tage

Eigentlich kann man den Winter ja ganz gut ertragen. Weihnachten wärmt das Herz, und ein kühler, klarer Tag lädt zu Spaziergängen ein. Wenn nur nicht diese lange Dunkelheit wäre, diese Finsternis, die schon nachmittags einsetzt. Was haben die Menschen in unseren Breiten nur gemacht, als es noch kein elektrisches Licht gab?

Grausam, dieser Winter-Blues. »Winterdepression« nennen Fachleute Episoden von Niedergeschlagenheit, die im Herbst oder Winter beginnen und bis ins Frühjahr des nächsten Jahres andauern können. Wer solche Winterdepressionen in zwei aufeinanderfolgenden Jahren hat, ist ein Kandidat für die Diagnose.

Je weiter man vom Äquator nach Norden kommt, desto häufiger wird naturgemäß auch die Winterdepression. »Fünf Prozent aller Depressiven hat diese Störung«, lautet die Feststellung der Psychiaterin Isabella Heuser von der Berliner Charité.

Manche Forscher nehmen an, dass der Stoffwechsel des Schlafhormons Melatonin bei den Winterdepressiven gestört ist. Allerdings ist das allenfalls ein Teil der Ursache. Denn auch wer Melatonin einnimmt, wird seine Winterdepression nicht los. Ein anderes Mittel hingegen hat sich als sehr hilfreich erwiesen: Licht. Zwei Stunden Lichttherapie am Tag mit einer Stärke von 5000 Lux – das entspricht der Helligkeit des Mittagshimmels – hilft, die Seelenpein Depressiver zu lindern. Ihre Stimmung klart sich zumindest etwas auf.

Viel häufiger als eine behandlungsbedürftige Störung ist natürlich der ganz gewöhnliche Verdruss an der dunklen Jahreszeit. Auch hier sind Licht und Luft die beste Medizin. »Rausgehen, auch wenn es neblig ist«, empfiehlt die Depressionsexpertin Heuser. »Eine halbe Stunde Bewegung genügt.« Dem pflichtet auch Ulrich Hegerl von der Münchner Universität bei. »Man sollte sich nicht zu sehr zurückziehen und darauf achten, nicht zu lange zu schlafen«, rät Hegerl, der einen Patientenratgeber mit dem Titel DEPRESSIONEN BEWÄLTIGEN geschrieben hat.

Durchaus zu empfehlen sind auch Lichtwecker. Sie erhellen das Zimmer schon vor dem Wecksignal mit Morgenlicht und simulieren Sonnenschein.

Auf der anderen Seite sollten wir hinnehmen, dass wir im Winter anders als im Sommer ticken. Viele Menschen sind dann ganz einfach eher auf Moll als auf Dur gestimmt. Man wird träger und ruhebedürftiger, und der Körper bildet weniger von den Botenstoffen Adrenalin und Endorphin – der eine macht wach, der andere löst Wohlbefinden aus. Diese Umstellung auf die Winterstimmung kann Folgen haben. »Wir müssen akzeptieren, dass wir im Winter einen anderen Rhythmus haben«, sagt Isabella Heuser.

Warum also nicht den Spieß umdrehen? Die langen Abende haben auch ihre schönen Seiten. Man hat Zeit zur Muße, kann sich auf der Couch einkuscheln (allein oder zu zweit), Tee trinken, Musik hören, ein Buch lesen. Und schließlich sollte man nicht vergessen, dass die Tage nach dem 21. Dezember schon wieder länger werden.

Solange wir atmen

Die Kraft, die uns leben lässt

Viktor Frankl war ein in jeder Hinsicht außergewöhnlicher Mensch. Der 1905 geborene Wiener Nervenarzt und Therapeut leitete in den 30er Jahren den »Selbstmörderpavillon« im psychiatrischen Krankenhaus und half Tausenden von lebensmüden Frauen. Er überlebte als Jude die Tortur der Konzentrationslager und entwickelte nach dem Krieg eine eigene Form der Psychotherapie, die »Logotherapie«. Sie stellt die Suche nach dem Sinn des Lebens in den Mittelpunkt.

Das Erstaunlichste an Frankl war sein Lebensmut. Selbst in den dunkelsten Stunden seines Lebens verließ er ihn nicht. »Das Leben des Menschen behält seinen Sinn, solange er atmet«, sagte er.

Warum aber erzähle ich Ihnen das alles? Weil Frankl, der 1997 mit 92 Jahren starb, ein leuchtendes Beispiel dafür sein kann, wie Optimismus uns zu einem langen Leben verhilft.

In die gleiche Richtung geht das Ergebnis einer niederländischen Studie, die im Fachblatt ARCHIVES OF INTERNAL MEDICINE veröffentlicht wurde. Erik Giltay vom Institut für mentale Gesundheit in Delft und seine Kollegen hatten über 15 Jahre untersucht, wie sich eine positive Lebenseinstellung auf die Herzgesundheit von rund 550 älteren Männern auswirkte. Die Männer wurden befragt, inwieweit sie Sätzen zustimmen wie »Ich erwarte noch viel vom Leben« oder, eher pessimistisch getönt, »Meine Tage scheinen langsam zu vergehen«.

Das Ergebnis war eindeutig. Denn das Risiko für optimistische Männer, in den 15 Jahren an einem Herz-Kreislauf-Leiden zu sterben, war annähernd halbiert im Vergleich zu jenen, die weniger positiv in die Zukunft sahen. »Es gibt eine starke Verbindung zwischen Optimismus und körperlicher Gesundheit«, folgert der Untersuchungsleiter Erik Giltay.

Ein halbiertes Risiko – das klingt fast zu schön, um wahr zu sein. Man sollte diese Aussage mit einem Körnchen Skepsis genießen. Denn die Untersuchung beweist nicht, dass es ausschließlich der Lebensmut war, der die Herzen rettete. Es könnte ebenso sein, dass optimistische Menschen besser auf sich achtgeben und mit Problemen besser fertig werden. Aber das ist ja nicht gerade wenig. Bei Frauen ist der Effekt anscheinend etwas schwächer.

Die Frage, ob die Gefahr von Herzkrankheiten sinkt, wenn man seine Einstellung zum Leben verbessert, kann die Studie nicht beantworten. Man kann es allenfalls vermuten. Und sich an Viktor Frankl halten. Der hat spät im Leben das Bergsteigen gelernt, um seine Angst davor zu besiegen. »Wer ist stärker, ich oder der Schweinehund in mir?«, hat er sich gefragt. Sein Geist trotzte der Furcht, und Frankl erfuhr auf den Höhen der Berge etwas, was er ganz euphorisch sein »Gipfelerlebnis« nannte. Eine optimistische Grundstimmung sollte man also nicht mit Plattheit und Oberflächlichkeit verwechseln. Im Gegenteil: Sie kann zu einem tieferen Erleben verhelfen und uns helfen, unsere Grenzen zu überschreiten und einen Sinn im Leben zu finden. Oder zu erklettern.

15 Minuten lachen, einmal täglich

Humor hilft gegen Stress

Man muss sich Lachforscher als glückliche Menschen vorstellen. So wie Michael Miller von der Universität von Maryland in Baltimore. Der schlanke, gutaussehende Herzspezialist hat nämlich mit einer vergleichsweise wenig aufwendigen Studie weltweites Aufsehen erregt. Und damit auch selbst Grund zur guten Laune. Vor allem in den angelsächsischen Ländern, in denen die Humortherapie ohnehin am weitesten fortgeschritten ist, ließ es sich kaum eine angesehene Zeitung nehmen, ausführlich über Millers Menschenversuch zu berichten. Das Ergebnis kurz gefasst: Lachen ist gut fürs Herz. Zumindest gibt es dafür Hinweise.

Miller testete 20 gesunde Versuchspersonen, indem er ihnen entweder einen Kriegsfilm (»Der Soldat James Ryan«) oder Komödien zeigte. Danach wurde die Oberarmschlagader mit einer Manschette abgepresst, geöffnet und mit Hilfe von Ultraschall die anschwellende Durchblutung des Gefäßes gemessen. Es zeigte sich, dass der Blutfluss in der Lachgruppe um 22 Prozent zunahm, während er in der Kriegsfilm-Gruppe um 35 Prozent zurückging.

Mentaler Stress verschlechtert also die Durchblutung, was zu erwarten war. Aber dass sich Lachen auf der anderen Seite so günstig auswirkt, hat selbst Miller überrascht.

»Die Größe der Veränderung an dem Blutgefäß ist ähnlich der beim Aerobic – aber ohne Schmerzen und Muskelanspannung«, sagt Miller. »Wir empfehlen unseren Patienten nicht, auf den Sport zu verzichten, aber wir raten zu regelmäßigem Lachen. Dreißig Minuten Bewegung dreimal die Woche und eine Viertelstunde lachen am Tag sind vermutlich gut fürs Gefäßsystem.«

»Mit Studien zum Lachen kommt man schnell in die Medien, aber oft halten sie nicht, was sie versprechen«, meint dagegen der Psychologe Willibald Ruch von der Universität Zürich. So hat sich bislang nicht bestätigen lassen, dass Lachen Endorphine – körpereigene Opiate – im Gehirn freisetzt. Ebenso umstritten ist eine Senkung des Blutdrucks. Auch eine oft behauptete Stärkung des Immunsystems ist so nicht nachgewiesen. Wohl aber gibt es Hinweise dafür, dass gute Laune kleinere Tiefs der Körperabwehr auszugleichen hilft.

Handfester sind die Effekte des Humors auf den Schmerz. Lachen wir, weil wir einen lustigen Film sehen, macht das Schmerzen erträglicher. Den gleichen Effekt haben allerdings auch traurige Filme. Und noch etwas hat Ruch beobachtet: Sinn für Humor schirmt Stress besser ab.

Wirklich überrascht war der ansonsten eher skeptische Lachforscher allerdings über etwas anderes. Gemeinsam mit dem Lungenspezialisten Martin Brutsche vom Basler Kantonsspital untersuchte er, ob sich die Darbietung eines Komikers auf das Atemorgan Lungenkranker auswirkte. Er konnte feststellen, dass sich die Lungenfunktion bei etlichen nach der komödiantischen Vorstellung deutlich gebessert hatte.

Ein guter Witz lässt uns also aufatmen. Kennen Sie den schon? Treffen sich zwei Kannibalen. Sagt der eine: »Ich habe gestern einen Clown gefrühstückt.« – »Und?« – »Schmeckt komisch.«

KAPITEL 2

Gesund im Alltag

Das Immunsystem stärken

Was wirklich hilft – und wo Sie Ihr Geld hinauswerfen

Von heißer Hühnersuppe bis Sauna – die meisten Menschen haben irgendein Hausmittel parat, das die Körperabwehr auf Trab bringen soll. Wirklich bewiesen ist aber nur wenig. Wenn man sich vor Augen hält, wie kompliziert unser Immunsystem ist, so ist das auch nicht weiter verwunderlich. Zudem muss man bedenken, dass ein superaggressives Immunsystem genauso schädlich sein kann wie ein zu schwaches. Auf die gesunde Mitte kommt es an. Ein Universalrezept, um diese zu erreichen, gibt es sicher nicht. Doch wer ein paar Grundregeln beherzigt, kann seiner Gesundheit durchaus Gutes tun.

»Schlechter« Stress – Überlastung bei der Arbeit, Streit mit dem Partner, körperliche Überforderung – ist nicht gut fürs Immunsystem. »Guter« Stress hingegen schon: viel Bewegung, zum Beispiel drei- bis viermal in der Woche ein halbstündiger Spaziergang. Auch Sex tut Körper und Seele gut. Aber es muss nicht immer gleich körperliche Liebe sein. Auch soziale Unterstützung, verknüpft mit den berühmten Streicheleinheiten, hält uns gesund: Wen man

gern hat, den sollte man auch mal in den Arm nehmen –
menschliche Wärme lässt uns länger leben. Genügend
Schlaf gehört ebenfalls zur Pflege des Immunsystems und
selbst ein Glas Wein oder Bier ist erlaubt. Im Übermaß
schwächt Alkohol jedoch die Körperabwehr, und das gilt
auch für zu viel Sport.

Unübersehbar ist die Zahl der Nahrungsmittel, Vitamin-
konzentrate und Kräuterelixiere, die angeblich dem Immunsystem Kraft verleihen, oft aber lediglich die Kassen
der Hersteller klingeln lassen. Zum Beispiel Vitamin C:
»Das ist meistens für die Toilette«, sagt Reinhold Schmidt,
Immunforscher an der Medizinischen Hochschule Hannover. Denn der Körper scheidet überflüssiges Vitamin C einfach mit dem Urin wieder aus. Schmidts Rat: »Vitamine ja,
aber in Form von frischem Obst und Gemüse.«

Auch Impfungen stärken das Immunsystem, wappnen
sie uns doch gegen Krankheitserreger. Ihre Bedeutung
wird noch immer unterschätzt, sagt Schmidt und nennt
als Beispiel die Grippeimpfung und die Impfung gegen
Pneumokokken. Das sind Erreger von Atemwegsinfektio-
nen, die sich nicht selten auf eine bereits bestehende Infektion »draufsetzen«. Ein Schutz ist deshalb nicht zuletzt
für Menschen mit Nebenhöhlenentzündungen sinnvoll,
rät der Mediziner.

Impfungen machen die Abwehrzellen »scharf« gegen
einen Krankheitskeim, ähnlich einer Hundemeute, die
anhand eines Kleidungsstücks die Fährte eines Ganoven
aufnimmt. Viel simpler ist freilich eine andere Maßnah-
me, die vor allem in der kalten Jahreszeit nicht unterschätzt werden sollte, nämlich häufiges Händewaschen.
Es verringert die Zahl der Krankheitskeime, mit denen
sich unser Immunsystem auseinandersetzen muss.

Und wenn alles nichts hilft, setzen Sie sich einfach den Kopfhörer auf und hören Ihre Lieblingsmusik. Denn auch Musik stärkt nach einer amerikanischen Untersuchung das Immunsystem. Selten war es angenehmer, gesund zu bleiben!

Das Glas ist halb voll
Positives Denken kräftigt die Körperabwehr

Think positive! Denk positiv! Für einen Europäer klingt das fast barbarisch. Der Zwang zum Glück ist für uns, die wir »wissend auf das Happy End verzichtet haben«, wie der Schriftsteller Ernst Jünger einst bemerkte, eine Zumutung. Wir frönen lieber der Lust am Untergang. Was gibt es Schöneres, als in Venedig auf dem Markusplatz zu sitzen und bei den Klängen eines Salonorchesters dabei zuzusehen, wie das Wasser aus der Lagune allmählich den Platz erobert?

Denk positiv! Natürlich, der Appell kommt aus Amerika, von dort, wo das »Streben nach Glück« in der Verfassung verankert ist. Und das Schlimmste: Es funktioniert. Jedenfalls, wenn man Richard Davidson glauben darf, dem Mann, der die Wissenschaft vom Glücklichsein erfunden hat.

Davidson leitet das Labor für Affektive Neurowissenschaft an der Universität von Wisconsin. Er sagt: Das Glück jubelt links vorn in der Hirnrinde, gleich hinter der Stirn. Das Unglück hockt verdruckst auf der Gegenseite. Bei den meisten Menschen übernimmt mal die linke, mal die rechte Hirnhälfte die Führung. Aber ein leichter Linksdrall kann in diesem Fall nicht schaden. Gut gelaunt und energiegeladen ist eben doch besser als gestresst und deprimiert.

Auch für das Immunsystem ist es von Nutzen, wenn das Gehirn von rechts abrückt, wie Davidson nun ermittelt hat. Er ließ Testpersonen besonders schöne und besonders niederschmetternde Erlebnisse aufschreiben. Danach wurde ihnen eine Grippeimpfung verabreicht.

Am Ende stellte sich heraus, dass die Personen, die extrem »rechtslastig« (also schwermütig) waren, während sie bedrückende Erlebnisse zu Papier brachten, eher schwach auf die Impfung reagierten. Das bedeutet: Schlechte Laune schwächt die Körperabwehr. Das haben wir uns schon fast gedacht – aber Davidson hat es eindrucksvoll belegt.

Natürlich kann man mit guter Laune allein keine schwere Krankheit besiegen, und umgekehrt ist ein Leiden wie Krebs nicht das Ergebnis einer Depression. Das weiß auch Davidson. Aber ein glückliches Gehirn könnte beim Heilen helfen, weil es das Immunsystem zu stützen vermag. Um der guten Laune auf die Sprünge zu helfen, setzt der Forscher auf Meditation – buddhistische Mönche beispielsweise sind besonders linkslastig im Gehirn. Für uns Europäer tut's auch der Espresso auf dem Markusplatz. Mit Muße genossen.

Harmlose Hefe

Überschätzte Gefahr: Candida-Pilze

Der Mikrobiologe Michael Weig von der Universität Göttingen ist Experte für Pilzkrankheiten. Alle paar Tage bekommt er eine E-Mail, in der jemand seine Gesundheit von Pilzen bedroht sieht. Genauer: von Hefepilzen, medizinisch Candida albicans.

Müdigkeit, Abgeschlagenheit, Blähungen, Durchfall, Heißhunger, Kopfschmerzen, wenig Selbstvertrauen, Vergesslichkeit, Impotenz und vieles mehr – etliche Störungen führen diese Menschen auf Darmpilze der Sorte Candida albicans zurück. Diese Pilze, oder besser ihre krank machenden Produkte, würden das Immunsystem und unsere Organe schädigen, heißt es. Und damit das Kind einen Namen hat, wurde ein »Candidasyndrom« kreiert – nebst einer Reihe lukrativer Therapien. In die Welt gesetzt wurde die angebliche Störung durch den amerikanischen Arzt Orian Truss vor mehr als einem Vierteljahrhundert.

Natürlich, Pilze können uns tatsächlich gefährlich werden. Doch trifft es fast immer Menschen mit einer geschwächten Körperabwehr, also zum Beispiel Aidskranke oder Patienten, die an Blutkrebs erkrankt sind und aufgrund ihrer Medikamente anfällig für Krankheitskeime sind. Aber in den allermeisten Fällen ist Candida albicans ein harmloser Zeitgenosse. Gemeinsam mit Bakterien besiedelt er bei den meisten Menschen den Darm. Allerdings nur als Untermieter. Denn auf ein Gramm Stuhl kommen nur einige tausend Hefepilze, aber Milliarden von Bakterien.

Eine Annahme von Anhängern des Candidasyndroms besagt, dass die Hefepilze zu Blähungen führen. Doch angesichts der bakteriellen Übermacht im Darm trägt Candida höchstens 0,005 Prozent zur Gasbildung bei.

Nicht selten wird auch behauptet, dass man den Pilz »aushungern« könne, indem man auf Zucker verzichtet. Das ist aus zwei Gründen wenig sinnvoll. Zum einen wird Zucker bereits im Dünndarm vom Körper aufgenommen, spielt also für Pilze im Dickdarm keine Rolle mehr. Und zum anderen werden auch andere Kohlenhydrate im Darm letztlich zu Zucker abgebaut. Es bringt also nichts, wegen der Pilze dem Zucker zu entsagen.

Genauso wenig ist es angebracht, auf Nahrungsmittel zu verzichten, bei denen ganz andere Pilze als Candida albicans beteiligt sind, wie die Bäcker- oder Bierhefe. Eine »Pilzdiät« gibt es nicht (es sei denn, man ernährt sich von Pilzen!). Wenig hilfreich, unangenehm und mit Risiken behaftet sind auch Darmspülungen oder eine »Darmsanierung« mit dem Pilzmittel Nystatin. Sobald das Medikament abgesetzt wird, stellen sich zudem die Pilze wieder ein, das natürliche Gleichgewicht im Darm wird wiederhergestellt.

Der Schluss liegt nahe, dass das Candidasyndrom erfunden ist. Wenn Menschen sich wegen eines vermeintlichen Hefepilzbefalls an ihn wenden, kann der Mediziner Weig sie meist beruhigen. »Sie müssen sich keine Gedanken machen«, rät er.

Aber nicht jeder ist erleichtert. Fällt doch mit der Tatsache, dass man nicht ernsthaft krank ist, auch eine Erklärung für die eigenen Unpässlichkeiten weg. Da ist es fast schwerer, gesund zu sein.

Noch einmal mit Gefühl

Zähne putzen, aber richtig

Autsch! Mitten beim schönsten Schokoladengenuss zieht es in den Zähnen. Oder genau dann, wenn das Vanilleeis am Gaumen zu schmelzen beginnt. Die Zähne schmerzen, als würden sie uns das süße Leben verübeln. Die Ursache sind empfindliche Zahnhälse. Sie reagieren auf Reize von außen, auf Wärme und Kälte, Süßes und Saures mit einem Schmerzsignal. Wie kommt es zu diesem falschen Alarm?

Am Anfang steht der Zahnfleischschwund. Deshalb liegt der Zahnhals offen, also der Mittelteil des Zahns zwischen Wurzel und Krone. Er ist nur noch von einer dünnen Zementschicht geschützt. Ist diese verletzt, wird es schmerzhaft. Denn nun tritt das Zahnbein zutage, auch Dentin genannt. Während der »oberirdische« Teil des Zahns durch den harten und schmerzunempfindlichen Schmelz geschützt ist, verbinden feine Kanäle im Dentin die Außenwelt mit dem Zahninneren und dem Nerv. Über diese Kanäle wird nunmehr das Schmerzsignal ausgelöst.

Schon Jugendliche haben Probleme mit ihren Zahnhälsen, und oft steckt eine simple Ursache dahinter. »Die Leute schrubben sich mit falscher Putztechnik das Zahnfleisch weg«, sagt Rouven Kleinke, Zahnarzt am Berliner Philipp-Pfaff-Institut. »Sie putzen zu kräftig, statt Zähne und Zahnfleisch nur zu streicheln.« Manche Menschen bürsten sich Kerben ins Zahnfleisch, andere gar regelrechte Keile in die Zähne hinein.

Kleinkes Rat: »Stellen Sie sich vor, Sie massieren mit der Bürste nicht Ihr Zahnfleisch, sondern eine Tomate. Sie dürfen nur so stark aufdrücken, dass das oberste Häutchen der Tomate nicht beschädigt wird.« Da versteht es sich eigentlich von selbst, dass man nur weiche Zahnbürsten benützen sollte. »Am besten mit abgerundeten Nylonbürsten«, rät Kleinke.

Beim Zähneputzen gilt die Regel, dass man von »rot nach weiß« putzen sollte, also vom Zahnfleisch zu den Zähnen und Kauflächen. Die Bürste sollte etwa einen Winkel von 45 Grad zu den Zähnen einnehmen, das heißt, sie schräg halten und vorsichtig damit kreisen. Und elektrische Zahnbürsten? »Die Leute freuen sich, dass sie von allein funktionieren. Aber auch mit diesen Bürsten ist Arbeit angesagt«, erklärt Kleinke. Zahn-Arbeit.

Es ist also vergleichsweise einfach, seine Zähne vor Überempfindlichkeit und Kariesbefall – der setzt sich gern an die freiliegenden Zahnhälse – zu schützen. Schwieriger ist es, einmal eingetretene Schäden zu beheben. »Man wird sie schwer wieder los«, so Kleinke. Zwar gibt es Zahnpasten, die gegen überempfindliche Zähne helfen sollen. Aber Wunder wirken sie nicht. Effektiver ist es, mit Fluoridlack die Kristallbildung an den Zahnhälsen zu verbessern und die Dentinkanäle abzudichten. Die Behandlung muss mehrfach wiederholt werden. Man kann auch versuchen, die Kanäle im Zahnbein mit Kunststoff zu versiegeln, zu überkronen oder das Zahnfleisch »nach oben zu ziehen«, also operativ in Richtung Zahnschmelz zu verschieben. In schwierigen Fällen muss der Zahn aufgebohrt und der Nerv gezogen werden. Dann ist Ruhe. Endgültig.

Furcht vor der Füllung

Die Angst vor Amalgam ist meist unbegründet

Was ist eigentlich aus Amalgam geworden? Noch vor wenigen Jahren machten die quecksilberhaltigen, seit 150 Jahren eingesetzten Zahnfüllungen Schlagzeilen, weil sie angeblich der Gesundheit schadeten. Kopfschmerzen, Müdigkeit, Depressionen und unzählige andere Beschwerden – immer sollte Amalgam dahinterstecken. Da konnten Fachleute noch so sehr dagegenhalten, es half alles nichts. Die Angst war stärker. Und die Deutschen beschlossen in aller Stille, aus dem Amalgam aus- und auf Kunststoff umzusteigen. Heute haben Kunststoff-Füllungen (Komposite) hierzulande die Oberhand gewonnen. Amalgam ist kein Thema mehr.

Wirklich? Zwei Gründe sprechen dagegen. Zum einen werden weltweit jedes Jahr noch immer etwa eine Milliarde Füllungen mit Amalgam gelegt. Und zum anderen haben auch bei uns immer noch viele Leute die Legierung in ihren Zähnen oder entscheiden sich sogar neu für Amalgam – zum Beispiel, weil die Krankenkasse in dem Fall alle Kosten übernimmt und man nichts dazuzahlen muss. Für diese Menschen gibt es keinen Grund, sich zu sorgen. Denn eine gründliche Risikobewertung von Amalgam kommt zu dem Schluss, dass das Material nur in seltenen Fällen Nebenwirkungen hervorruft.

Die Amalgam-Studie wurde von einem unabhängigen amerikanischen Expertenteam mit Namen Life Sciences Research Office im Auftrag von US-Gesundheitsbehörden erstellt. Ihre Ergebnisse decken sich weitgehend mit den Ergebnissen anderer Gremien, die von der EU oder der Weltgesundheitsorganisation beauftragt worden waren.

Das Besondere an der Auswertung ist, dass sie sämtliche Untersuchungen zum Thema Amalgam-Nebenwirkungen von 1996 an berücksichtigte. Das waren immerhin 950 Studien, von denen knapp ein Drittel wissenschaftlichen Kriterien genügte und in die Analyse einging.

Die wichtigsten Ergebnisse:

— Für einen Zusammenhang zwischen Amalgamfüllungen und Nierenschäden, Hirnleiden (insbesondere Alzheimer- und Parkinson-Krankheit) oder Erkrankungen des Immunsystems wie Multiple Sklerose gibt es keine Belege.
— Sehr selten kann es zu Überempfindlichkeitsreaktionen an Haut oder Schleimhaut kommen. Wird das Amalgam entfernt, schwinden die Symptome.
— Zwar führen manche Menschen Störungen ihrer Befindlichkeit und allerlei Beschwerden auf Amalgam zurück, doch findet sich kein echter, ursächlicher Zusammenhang mit dem Füllstoff.

Das bestätigt auch Klaus Ott von der Zahnklinik Münster, an der seit rund 20 Jahren ein Untersuchungszentrum zu Amalgam besteht. Ott ist Beschwerden, die von Patienten mit Amalgam in Verbindung gebracht werden, nachgegangen. »Abgesehen von seltenen Amalgam-Allergien konnten wir keinen Zusammenhang mit den Zahnfüllungen finden«, lautet sein Resümee.

Amalgam, so wird man vielleicht irgendwann im Rückblick sagen, war besser als sein Ruf. Die spannende Frage ist nun, ob die Zahn-Kunststoffe halten werden, was sie heute versprechen.

Schäfchen zählen

Tipps für guten Schlaf

Zwanzigmal hat man sich schon hin- und hergewälzt. Auf den Rücken. Auf den Bauch. Auf die Seite. Drohend leuchten die Zeiger des Weckers im Dunkeln. Und sie verheißen nichts Gutes: drei Uhr morgens! Schon wieder eine Nacht mit wenig Schlaf. Mit viel zu wenig Schlaf.

Schlafstörungen sind häufig. Man schätzt, dass jeder dritte Erwachsene gelegentlich welche hat, jeder zehnte sogar häufiger. Dabei gibt es einige Mittel, mit denen man dem Problem wirksam zu Leibe rücken kann.

Ganz wichtig: Stressabbau. Wer sich zu viel zumutet, wer sich überfordert, den lassen die Probleme auch nachts nicht los. Da ist zum Beispiel die Mutter von drei Kindern, die auch noch berufstätig ist, den Haushalt managen und für ihren Mann da sein muss. Aber alles zusammen kann einfach zu viel werden. Am Ende ist es nicht verwunderlich, dass man weniger Schlaf bekommt, als man braucht. Tipp: Schalten Sie einen Gang herunter. Gewinnen Sie Zeit. Oft kann es helfen, sein Leben zu sortieren, Wichtiges von Unwichtigem zu trennen und dann das Unwichtige warten zu lassen. Es kann schon Wunder wirken, wenn man bemerkt, dass man überhaupt eine Wahl hat. Nirgendwo steht geschrieben, dass man sich Tag und Nacht abstrampeln muss.

Aber vielleicht liegt es auch an etwas anderem, wenn man nicht gut schläft. Hier sind ein paar Tipps für besseren Schlaf. Probieren Sie sie einfach aus:

– Weniger Koffein (Kaffee, Tee, Cola), und abends schon gar nicht. Alkohol nur in Maßen, denn viel Wein oder Bier macht zwar schläfrig, lässt einen aber mitten in der

Nacht aufwachen. Nicht zu spät und nicht zu schwer essen. Ein Glas Milch am Abend ist nicht nur gesund, sondern enthält auch Tryptophan, eine schlafanstoßende Aminosäure. Auch Käse, Bananen, Fisch und Truthahn enthalten Tryptophan. Übrigens: Rauchen hält wach!

- Bewegung ist gut für den Schlaf. Ausnahme: Abendsport. Spätestens drei Stunden vor dem Zubettgehen sollte man seinen Lauf beendet haben. Abends ist Entspannung angesagt.
- Nicht gut: Mittagsschlaf, der länger als eine halbe Stunde dauert.
- »Schlafhygiene«: Zu Bett gehen, wenn man müde ist. Das Schlafzimmer sollte ruhig, dunkel, gemütlich und nicht zu warm sein (ideal sind 18 Grad). Im Bett sollte man schlafen oder Sex haben, aber nicht fernsehen, essen oder lesen. Haustiere können den Schlaf stören, ebenso wie erregte Diskussionen zu später Stunde. Stattdessen kann man noch einmal vor seinem geistigen Auge eine Bilanz des Tages ziehen und sich einen Plan für den nächsten Tag machen. Morgens sollte man sich angewöhnen, regelmäßig zu einer bestimmten Zeit aufzustehen. Allerdings sollte man nicht liegen bleiben, wenn man sowieso nicht mehr schlafen kann. Und: Nachts nicht auf die Uhr sehen!

Bis heute ist ungeklärt, warum wir überhaupt schlafen. Dass wir Schlaf brauchen, liegt dagegen auf der Hand. Allerdings nicht mindestens acht Stunden, wie manche Leute glauben. Viele Menschen kommen auch mit weniger aus. Wichtig ist, wie man sich am nächsten Tag fühlt. Wer frisch ist, hat auch gut geschlafen.

Napoleon soll nur drei Stunden Schlaf gebraucht haben. Um neun Uhr abends legte sich der Herrscher ins Bett, um Mitternacht war er schon wieder wach. Einstein dagegen schlummerte zwölf Stunden, um wirklich fit zu sein. Und Sie? Sechs? Acht? Was ist nötig, was gesund?

Die meisten Menschen schlafen etwa sechseinhalb Stunden. Und das ist auch völlig in Ordnung. Sechs oder sieben Stunden Schlummer reichen, bei manchen Menschen genügen fünf.

Wenn man einmal oder ein paarmal nacheinander weniger als fünf Stunden schläft, ist das auch kein Drama. Es sollte allerdings nicht zur Regel werden. Denn wer ständig zu wenig schläft, setzt seine Gesundheit aufs Spiel.

Gelobt sei, was weich ist

Welche Matratze uns gut schlafen lässt

Gelobt sei, was hart macht. Der Satz ist von Friedrich Nietzsche, klingt markig und irgendwie einleuchtend. Er ist aber trotzdem falsch, wie drei Beispiele fragwürdiger Abhärtung zeigen: harte Zahnbürsten, kalte Duschen und brettartige Matratzen. Mit harten Zahnbürsten kann man sich das Zahnfleisch wegschrubben, kalte Güsse machen nicht nachweislich gesünder (außer in der Einbildung), und bei Matratzen gilt eher die alte Lebensregel vom goldenen Mittelweg.

Das jedenfalls ergab eine große spanische Studie, die im Fachblatt LANCET veröffentlicht wurde. Die pfiffigen Spanier setzten da an, wo es wirklich weh tut: im Kreuz. Francisco Kovacs von der Kovacs-Stiftung in Palma de

Mallorca und seine Mitstreiter betteten 313 rückenlei-
dende Versuchspersonen auf harte oder mittelharte Matratzen und zogen nach drei Monaten Bilanz. Die war
überraschend.

Es zeigte sich, dass es den Matratzen-»Weicheiern« viel
besser ging. Sie hatten weniger Rückenbeschwerden im
Liegen, beim Aufstehen und tagsüber. Das Ergebnis fiel in
Wahrheit vielleicht noch deutlicher aus, weil der weit verbreitete Glaube daran, dass »härter auch besser ist«, manchen unsanft Gebetteten möglicherweise dazu brachte,
seine Schmerzen stillschweigend zu ertragen.

Das Ziepen im Rücken hat enorme volkswirtschaftliche
Bedeutung. Die Sozialkosten für Krankschreibung, Reha-
bilitation und vorzeitige Rente gehen in die Milliarden.
Deshalb ist es umso erstaunlicher, dass bisher so wenig
über jenes Drittel unserer Zeit bekannt war, das wir in der
Horizontalen verbringen.

Woran liegt es eigentlich, dass dem Rücken das Zarte
besser als das Harte bekommt? Vielleicht daran, dass
eine weichere Matratze weniger auf Schultern und Hüften
drückt. Die rückenschonende »fetale« (kauernde) Schlaf-
position wird dadurch erleichtert, nimmt Jenny McCon-
nell an, Sportmedizinerin an der Universität von Mel-
bourne in Australien. Aber wie gesagt, noch ist das ganze
Gebiet kaum erforscht.

Die Tatsache, dass es bei Kreuzschmerzen viele Be-
handlungsverfahren gibt, ist jedenfalls ein eher schlech-
tes Zeichen: Nichts hilft wirklich gut. Immerhin haben die
Orthopäden nun eine solide wissenschaftliche Grundlage, wenn sie von ihren geplagten Patienten in Sachen
Schlaf um Rat gefragt werden.

Auf Herzhöhe

Selbst den Blutdruck messen — aber korrekt

Wir stehen unter Druck und das ist gut so. Das Herz presst das Blut durch die Gefäße und versorgt uns mit Sauerstoff und Nahrung. Aber der Druck kann auch zu hoch werden. Das ist umso tückischer, weil man es zunächst nicht einmal bemerkt. Bluthochdruck ist ein »stiller Killer«. Er führt zu Schlaganfällen, Herzinfarkten, Nierenschäden. Doch man kann ihm auf die Spur kommen, nämlich indem man misst, wie hoch er wirklich ist. Und das hat man inzwischen sogar selbst in der Hand. Denn mittlerweile gibt es ein breites Angebot an Messgeräten für die Benutzung zu Hause.

Die Einheit der Blutdruckmessung ist mm Hg (sprich: »Millimeter Quecksilber«, eine Erinnerung an die Zeit, als Quecksilber zur Druckmessung benutzt wurde). Der erste (»systolische«) Messwert markiert die Obergrenze. Diese Blutdruckspitze entsteht, wenn der Herzmuskel sich zusammenzieht. Der untere (»diastolische«) Wert signalisiert das Verebben der Druckwelle, er spiegelt die Entspannung des Herzmuskels zwischen den Schlägen wider. Der systolische Wert sollte 140, der diastolische 90 nicht übersteigen. Sind bereits Folgeschäden an Herz, Hirn und Nieren vorhanden oder liegt eine Zuckerkrankheit vor, sollte der Blutdruck bei 130/85 (sprich: 130 zu 85) oder darunter liegen.

»Wenn man älter als sechzig ist, empfiehlt es sich, ein Gerät zur Selbstmessung anzuschaffen«, rät Wolf-Dieter Patyna von der Kurpark-Klinik Bad Nauheim. »Denn in dieser Altersgruppe hat jeder Zweite erhöhten Blutdruck.« Es gibt Geräte für die Messung am Oberarm und am Handgelenk. Erstere liefern die genaueren Ergebnisse, Letztere sind komfortabler. Patyna empfiehlt, Messgeräte zu kaufen, die getestet wurden und das Prüfsiegel der Hochdruckliga tragen (Näheres im Internet unter www.hochdruckliga.info).

Die Selbstmessung liefert zuverlässige Ergebnisse und vermag die Sensibilität für das Problem zu schärfen. Voraussetzung ist, dass man richtig misst. Wie Patyna in einer Befragung von 500 Hochdruckpatienten festgestellt hat, sind die meisten Menschen aber nicht gut über das Vorgehen informiert. Die häufigsten Fehler:

- Vor der Messung wird nicht die Ruhezeit von mindestens drei Minuten eingehalten. Ergebnis: zu hohe Werte.
- Messung am falschen Arm. Man sollte an dem Arm messen, der höhere Blutdruckwerte hat, und nicht aus Bequemlichkeit am linken Arm.
- Messung nicht auf Herzhöhe. Während die Oberarmmanschette schon automatisch etwa auf Herzhöhe ist, muss die Handgelenkmanschette hochgehalten werden – etwa dort, wo die Amerikaner bei ihrer Hymne die Hand halten.

Bluthochdruck kann man zwar nicht immer verhindern, aber man kann etwas zu seiner Vorbeugung tun und versuchen, ihn zurückzudrängen, etwa indem man Übergewicht abbaut, sich das Rauchen abgewöhnt, nur in Maßen Kochsalz zu sich nimmt und sich täglich ein wenig bewegt. »Ich rate meinen Patienten, abends zur »Tagesschau«-Zeit eine Viertelstunde auf dem Fahrrad-Ergometer zu strampeln«, sagt Patyna. »Dann haben sie zwei Fliegen mit einer Klappe geschlagen.«

Der Krampf mit den Adern

Abhilfe bei Venenproblemen

Viele Verkäuferinnen kennen das Problem gut – Krampfadern. Denn unter dem langen Stehen im Geschäft leiden die Venen. Das Blut wird nicht mehr richtig aus den Beinen abtransportiert, staut sich und leiert die Venen aus. Nicht nur Krampfadern, sondern sogar Geschwüre können die Folge sein: offene Stellen an den Beinen. Sie entstehen, weil Haut und Bindegewebe des Unterschenkels nicht mehr richtig versorgt werden. Typisches Warnzeichen: eine verhärtete, von Eisenablagerungen aus dem Blut braun gefärbte Haut.

Die Neigung zu schwachem Bindegewebe und damit auch zu Krampfadern wird vererbt. Das weibliche Geschlecht und Menschen in höherem Alter trifft es zudem öfter.

Normalerweise fließt das Blut aus den oberflächlichen Beinvenen nach innen. Es wird in die tiefen Gefäße abgeleitet und strömt zum Herz zurück. Venenklappen verhindern, dass das Blut aus den tiefen in die oberflächlichen Venen zurückfließt.

Wer schlaffes Bindegewebe hat, hat jedoch nicht selten auch undichte Venenklappen. Das wiederum führt dazu, dass das Blut seine Flussrichtung ändert und sich plötzlich in den oberflächlichen Venen staut. Und die »verkrampfen« sich. Das Resultat sind bläulich-geschlängelte, knotig-verdickte Blutgefäße: Krampfadern.

Trotzdem kann man erweiterten Venen und deren unangenehmen Folgen zumindest teilweise vorbeugen. Gut sind hierfür ausgewogene, ballaststoffreiche Ernährung, viel Bewegung, etwa Spaziergänge und Schwimmen. Kalte

Wassergüsse à la Kneipp und Hochlagern der Beine (ohne die Knie abzuknicken!) können ebenfalls lindern. Weiterhin empfohlen: Genügend trinken. Das A und O aber sind Kompressionsstrümpfe. »Denn sie verhindern, dass das Blut in den Krampfadern steht und die Gefäße sich noch mehr erweitern«, sagt Karl-Ludwig Schulte vom Gefäßzentrum Berlin. Inzwischen gibt es diese Strümpfe in durchaus modischen Formen und Farben.

Schlecht sind dagegen Übergewicht, Sonne und Temperaturen über 28 Grad, langes Sitzen, hohe Absätze (jedenfalls nicht den ganzen Tag) und, natürlich, das Rauchen. Nicht so gut für die Venen ist auch Kraftsport mit Hantel und Rennrad.

Was aber ist mit den vielen Pillen und Salben, die Venenleiden lindern sollen? »Alles nutzlos«, lautet das Urteil des Gefäßspezialisten Schulte. Und noch etwas: »Die meisten Krampfadern sind zwar unschön, aber dafür harmlos.« Immerhin!

Meist entsteht ein Geschwür infolge einer Krampfader an der Innenseite des Fußknöchels. Ursache ist die Schwäche der »großen Rosenader«. Dieses dicht unter der Haut gelegene Blutgefäß – medizinisch Vena saphena magna – verläuft an der Innenseite des Beines und mündet in der Leiste in die große Oberschenkelvene.

Die Rosenader macht also Probleme, trotz ihres schönen Namens. Was tun? Ganz einfach: Heraus damit! »Stripping« nennen das die Gefäßchirurgen. Ein englisches Chirurgenteam unter Leitung von Keith Poskitt vom Cheltenham General Hospital kann dieses Erfolgsrezept bestätigen. Wie sie im Fachblatt *Lancet* berichteten, senkt die Venenentfernung die Geschwürgefahr deutlich. Die Briten behandelten 500 Patienten, die an Geschwüren litten. Eine Hälfte wurde nur mit Druckverbänden behandelt, die andere zusätzlich operiert. Ergebnis: Die Operation verringerte die Gefahr erneuter Geschwürbildung innerhalb der nächsten zwölf Monate von 28 auf zwölf Prozent.

Preisfrage: Wird das Problem nicht größer, wenn man just die Vene herausnimmt, die das Blut aus den Beinen mitnehmen soll? »Da braucht man keine Sorge zu haben«, meint Bernd Michael Harnoss, Gefäßchirurg am Berliner Martin-Luther-Krankenhaus, »denn die Vena saphena magna wird nicht gebraucht. 98 Prozent des Blutes aus den Beinen fließt über die tiefen Beinvenen ab, nicht über die oberflächlichen wie die Rosenader.« Einen Trost schließlich hat Harnoss für Frauen parat, die während der Schwangerschaft Krampfadern bekommen: »Die bilden sich oft wieder zurück. Auch ohne Operation!«

Auf den Bauch hören

»Einmal täglich« und andere Mythen der Verdauung

Für viele Menschen ist kaum etwas so rätselhaft wie ihr Bauch und die Verdauung. Besonders von Mythen umrankt ist ein alltägliches Problem: Verstopfung. Im Fachblatt AMERICAN JOURNAL OF GASTROENTEROLOGY haben Magen-Darm-Experten um Stephan Müller-Lissner von der Parkklinik Weißensee in Berlin die populärsten Irrtümer rund um die Darmträgheit zusammengetragen:

Irrtum Nr. 1: Verstopfung vergiftet. Viele Menschen glauben, dass aus dem Stuhl schädliche Substanzen in die Darmwand übertreten und den Organismus schädigen können. Besonders Ängstliche machen deshalb Darmreinigungen. Aber für die »Selbstvergiftung« durch den Darm gibt es keine Belege. Darmspülungen sind medizinisch gesehen ohne Sinn. Also: Chronische Verstopfung ist lästig, aber ungefährlich.

Irrtum Nr. 2: Viel trinken beugt der Verstopfung vor. Auch der Glaube daran, dass reichliches Wassertrinken den Stuhl gleitfähiger macht, ist so weit verbreitet wie irrig. Ob man einen Liter trinkt oder anderthalb, ist dem Darm ziemlich egal. Denn der setzt jeden Tag an die zehn Liter an Flüssigkeit und Verdauungssekreten um, die zum allergrößten Teil vom Körper in den Darm abgegeben und wieder aufgenommen werden. Für den Wasserhaushalt sind dagegen die Nieren zuständig.

Irrtum Nr. 3: Bewegung hilft. Natürlich ist es aus vielerlei Gründen gut, Sport zu treiben und fit zu bleiben. Aber die Wirkung auf einen trägen Darm ist, vorsichtig ausgedrückt, sehr begrenzt.

Irrtum Nr. 4: Ballaststoffe machen den Darm mobil. Auch der Effekt von faserreicher Kost auf die Verdauung wird erheblich überschätzt. Zwar können Ballaststoffe helfen, wenn die Ernährung bisher so gut wie kein Obst, Gemüse oder Vollkorn enthielt. Doch den meisten Menschen, die unter Verstopfung leiden, helfen Ballaststoffe kaum.

Irrtum Nr. 5: Einmal am Tag sollte man Stuhlgang haben. Viele Menschen »setzen« sich mit solchen Grundsätzen unnötig unter Druck. Man sollte zur Toilette gehen, wenn man wirklich muss – und nicht, weil man eine tägliche Pflicht erledigt. »Dreimal am Tag ist genauso normal wie einmal in drei Tagen«, lautet ein bewährter Grundsatz der Medizin. Und wenn es einmal fünf Tage bis zum nächsten großen Geschäft dauert, ist das auch kein ernsthaftes Problem.

Irrtum Nr. 6: Abführmittel sind schädlich und machen abhängig. Wer wirklich unter ständiger Verstopfung leidet, für den können Abführmittel eine echte Hilfe sein. Vorausgesetzt, sie werden nicht missbraucht (wie manchmal von Menschen mit Essstörungen). Dass Abführmittel selbst nach Jahrzehnten noch wirksam und verträglich sein können, zeigt das Beispiel Querschnittsgelähmter, die diese Medikamente brauchen, um ihren geschwächten Darm auf Touren zu bringen. Bewährt haben sich zwei Gruppen von Präparaten. Die einen wirken ähnlich wie Ballaststoffe und binden Wasser im Darm, die anderen hemmen die Wasseraufnahme aus dem Darm und regen die Darmbeweglichkeit an.

Lassen Sie sich also nicht verrückt machen. Bleiben Sie gelassen und vertrauen Sie einfach Ihrem Bauch!

Nervige Nasenviren

Was bei Schnupfen hilft – und was nicht

Alle Jahre wieder das gleiche Spiel. Wenn die Tage kürzer werden und der Herbst naht, stellt sich der mehr bange als frohgemute Gedanke ein: Eigentlich hatte ich ja lange keinen mehr. Wer das denkt, hat meistens schon verloren. Bald beginnt dieses Kribbeln in der Nase, dieses Kratzen im Hals, dieses Gefühl, als lebe man unter einer Taucherglocke … Der Schnupfen ist da. Die Nase läuft, der Schädel brummt, die Glieder schmerzen. Wer ist schuld? Obwohl der Schnupfen auch Erkältung genannt wird: Mit Kälte hat er eher wenig zu tun. Denn die Übeltäter sind in den meisten Fällen Schnupfenviren. Mehr als 250 verschiedene Viren können Schnupfen hervorrufen. Diese völlig überflüssige Artenvielfalt ist der Grund dafür, dass es weder ein Allheilmittel noch eine Impfung gegen Schnupfen gibt und geben wird. Denn keine Arznei und kein Impfstoff können gegen eine solche Unzahl von Erregern schützen. Was uns wiederum Bewunderung für unsere Körperabwehr abnötigen sollte. Denn die schickt die Plagegeister nach wenigen Tagen auf die Planken.

Kann man zumindest vorbeugen? Ja, aber nur in Maßen. Waschen Sie sich in der kalten Jahreshälfte öfter mal die Hände, um Keime loszuwerden. Lassen Sie die Hände von Augen und Nase, weil Sie sonst potentielle Krankheitserreger von den Fingern auf Ihre Schleimhäute übertragen, also genau dorthin, wo die Viecher hinwollen. Gehen Sie auf Distanz zu Menschen mit Schnupfen, zumindest räumlich.

Das Nationale Institut für Allergien und Infektionskrankheiten der USA geht noch einen Schritt weiter und rät zur Oberflächendesinfektion. Denn Rhinoviren – die wichtigsten Schnupfenerreger – halten sich außerhalb der Nase immerhin an die drei Stunden am Leben. Diese Zeitspanne kann man verkürzen, meinen die hygienebesessenen Amerikaner. Wenn Sie mich fragen: Man kann's auch übertreiben.

Substanzen wie Zink, Echinacea-Extrakte und Vitamin C zur Vorbeugung sind dagegen eher Glaubenssache, genauso wie die Hoffnung, dass Sport oder gesunde Ernährung den nervigen Nasenviren Grenzen setzen. Am besten, man wird älter. Kinder haben im Jahr an die zehn Erkältungen, Menschen jenseits der sechzig weniger als eine. Das Alter hat eben auch seine Vorteile.

Wenn es einen erwischt hat, sollte man sich ein wenig

Bettruhe gönnen, ausreichend trinken, bei Bedarf gurgeln und die wunden Nasenflügel einfetten. Gegen Brummschädel, Gliederschmerzen und erhöhte Temperatur helfen Wirkstoffe wie Acetylsalicylsäure (»Aspirin«, »ASS« – nur für Erwachsene!) oder Paracetamol, gegen die verstopfte Nase ein Nasenspray. Der erleichtert die Atmung und die Belüftung des Mittelohrs. Die Arzneimittel sollte man nur wenige Tage und vorschriftsmäßig einnehmen. Verkürzen können sie den Schnupfen allerdings nicht.

Und dann gibt es da noch ungezählte Hausmittel, angefangen bei heißer Hühnersuppe, Grog und Dampfinhalationen. Ich kann mich daran erinnern, als Kind mit heißer Zitrone und Lindenblütentee mit Honig traktiert worden zu sein – brrr. Bei all diesen Rezepten gilt: Wem sie gut tun, warum nicht? Aber wer sich quälen muss, kann auch auf sie verzichten. Zumindest meine Mutter dürfte es beruhigt haben, mich mit ihren Heiltränken versorgt zu haben. Und der Schnupfen? Der dauert mit und ohne Mittelchen seine sieben Tage.

Ein Schnupfen ist lästig und so häufig wie harmlos. Ernst wird es allerdings, wenn das Atmen schwerfällt, der Brustkorb schmerzt, das Fieber hoch ist oder nicht verschwinden will, starke Schluckbeschwerden oder Erbrechen auftreten oder aber sich ein Husten einstellt, der länger als zwei Wochen anhält. In diesen Fällen sollte man sich nicht mehr auf Aspirin und Hausmittel verlassen, sondern zum Arzt gehen.

Nicht nur bei uns wird der banale Schnupfen gern mit der Grippe, der Influenza, in einen Topf geworfen. Die Unterschiede sind meist beträchtlich. Zwar werden sowohl Schnupfen als auch Grippe durch Krankheitserreger hervorgerufen, die die Atemwege befallen. Eine echte

Grippe aber ist seltener und trifft einen viel härter. Bei ihr stellen sich Fieber zwischen 39 und 40 Grad, erhebliche Kopf-, Brust- und Gliederschmerzen und Erschöpfung ein. Ein Schnupfen ist meist nur lästig. Die Grippe dagegen kann tödlich enden, vor allem bei älteren Menschen mit geschwächtem Immunsystem. Auch bei Verdacht auf Grippe gilt daher: Sofort zum Arzt!

Das Gerechtigkeitskomitee
Anerkennung bei der Arbeit schont das Herz

Hat Ihr Chef Sie schon wieder übergangen? Hat er Ihre Kollegen gelobt, obwohl Ihre Arbeit mindestens genauso gut war? Um Ihnen am Ende noch mehr aufzubürden? Ungerechtigkeit und Mangel an Fairness können einem die schönste Arbeit verderben und die Freizeit dazu. Und das umso mehr, wenn man wirklich an seinem Beruf hängt und etwas leisten will. Einer repräsentativen Umfrage der »Initiative Neue Qualität der Arbeit« zufolge sind in Deutschland immerhin 72 Prozent der Beschäftigten stolz auf ihre Arbeit. Mehr als die Hälfte sind sogar begeistert dabei!

Eine Studie hat ergeben, dass faire Vorgesetzte regelrecht gesundheitsfördernd sind. Bei einer großen, auf mehrere Jahre angelegten Untersuchung mit rund 6500 britischen Büroangestellten wurde zwischen 1985 und 1990 ermittelt, ob sich die Angestellten gerecht behandelt fühlten. Zwischen 1990 und 1999 untersuchten die Forscher um Mika Kivimäki von der Universität Helsinki dann, wie oft bei den Betroffenen Herzkrankheiten, genauer verengte Herzkranzgefäße (koronare Herzkrankheit) auftraten.

Das Ergebnis war eindeutig. Beschäftigte, die sich gerecht behandelt fühlten, hatten ein um 30 Prozent geringeres Risiko, herzkrank zu werden, schreiben die Wissenschaftler im Fachblatt ARCHIVES OF INTERNAL MEDICINE. »Es ist unseres Wissens die erste Studie, die demonstriert, dass Gerechtigkeit bei der Arbeit gegen die koronare Herzkrankheit schützen kann«, berichten die Forscher.

Es könnte sein, dass mangelnde Fairness in uns das Gefühl ständiger Überlastung erzeugt – was wiederum auf das Herz schlägt, weil es dazu führt, dass mehr Stresshormone im Blut kreisen, der Stoffwechsel aus dem Gleichgewicht gerät und die Neigung des Bluts zur Verklumpung erhöht ist. Ein weiterer Hinweis sind Untersuchungen, nach denen Angestellte immer an jenen Tagen einen niedrigeren Blutdruck haben, wenn ein verständnisvoller Vorgesetzter zugegen ist.

Doch die Forscher vermuten, dass es nicht der Stress allein ist, über den die Ungerechtigkeit sich auf die Gesundheit auswirkt. Nein, das Gefühl, nicht fair behandelt zu werden, wirkt sich sogar unabhängig von anderen Risikofaktoren aus. Es ist offenbar eine tiefe, verstörende Emotion. Und umgekehrt fanden die Wissenschaftler heraus, dass gute Vorgesetzte es schaffen, ihre Angestellten besonders zu motivieren, und in die Lage versetzen, mit großen Belastungen besser fertig zu werden.

Gerechtigkeit, Vertrauen und Verständnis zahlen sich also für beide Seiten aus. Sie zeigen sich darin, dass die Ansichten der Beschäftigten ernst genommen werden und Entscheidungen nachvollziehbar sind.

Trotz der hohen Arbeitsmotivation hierzulande kann

auch bei uns noch einiges besser werden. Denn immerhin sechs von zehn Beschäftigten gaben in der schon zitierten Umfrage an, nie oder selten Anerkennung für ihre Arbeit zu erfahren. Arbeitgeber müssen das berücksichtigen. Aber umgekehrt sollte man nicht vergessen: Auch Chefs sind nur Menschen.

Kerben der Zeit

Falten und was man gegen sie tun kann

Vor dem Spiegel: Da sind sie, die Falten. Kleine Furchen im Morgenlicht. Wenige zwar. Aber unübersehbar. Was tun?

Keiner gräbt tiefer in unserer Haut als die Sonne. Sie lässt sie mit Abstand am stärksten altern. Die richtig tiefen Falten sind das Werk der Sonne. »Vergleichen Sie die Haut von Gesicht und Gesäß, dann sehen Sie den Unterschied, den die Jahre an der Sonne machen«, sagt Gisela Albrecht, Hautärztin am Klinikum Berlin-Spandau. Wer die Sonne meidet oder nur in gesunden Maßen genießt, dessen Haut bleibt länger jung. Wer dagegen Wert auf »gesunde« Bräune legt und sich wochenlang in die Sonne legt, bekommt die Quittung. Die Haut vergisst nichts.

Auch vom Rauchen und von zu viel Alkohol sollte man die Finger lassen, nicht nur wegen der Haut. Manchmal werden Fisch (vor allem Lachs), Soja, Kakao, Obst und Gemüse empfohlen. Zwar ist gegen alle diese Lebensmittel nichts zu sagen. Aber ob sie wirklich helfen, die Haut länger frisch zu halten, muss als unbewiesen gelten. »Da werden Ergebnisse aus dem Forschungslabor einfach auf den Menschen übertragen«, meint die Faltenexpertin Albrecht. »Doch das Altern der Haut ist ein zu kompliziertes Problem, um es mit einem Nahrungsmittel in den Griff zu bekommen.«

Feuchtigkeitscremes lassen die obere Hautschicht aufquellen, die Haut wirkt dadurch praller. Mehr als diesen rein kosmetischen Effekt bewirken Cremes mit Retinoiden, Abkömmlingen des Vitamins A. »Sie können in begrenztem Maße sogar oberflächliche Sonnenschäden rückgängig machen«, erklärt Albrecht. Eher mäßige Effekte schreibt sie dagegen Substanzen wie den »Radikalenfängern« Vitamin C und Coenzym Q10 oder kollagenfördernden Wachstumsfaktoren und Pentapeptiden zu.

Womit wir bei den rabiateren Verfahren wären. Mit Laserstrahlen, Peeling oder Dermabrasion (Abschleifen) kann man die oberste Hautschicht entfernen, um durch diesen Reiz die Bildung von glättenden Kollagenfasern zu fördern. Völlig anders wirkt Botox: Das Nervengift lähmt Muskeln für einige Monate. So kann man zum Beispiel die Stirn nicht mehr in Falten legen. Beim Facelifting wird die ganze »Pelle« vor dem Ohr aufgetrennt, abgelöst, straff gezogen und überschüssige Haut weggeschnitten. Auch das hält nicht ewig. Haut erschlafft nämlich.

Zu einer Wissenschaft für sich sind die Faltenfüller geworden. Inzwischen gibt es mehr als fünfzig »Füller«, die in die Falten gespritzt werden. Besonders beliebt ist die Hyaluronsäure, die sich mit der Zeit auflöst und dann erneuert werden muss.

Welche Behandlung die richtige ist, hängt von den Ansprüchen, dem Geldbeutel, den Lebensjahren und der Persönlichkeit des Betroffenen ab. Nichts kann die Uhr zurückdrehen. Und schließlich: Wie alt jemand erscheint, ist nicht nur eine Frage von glatter Haut. Da spielen Mimik, Beweglichkeit, Haare, Kleidung eine Rolle. Und natürlich die Augen – sie können vor Leben sprühen und die Jahre vergessen machen, auch wenn das Gesicht schon zerfurcht ist. Wie ein Kind, das aus dem Fenster eines alten Hauses herausschaut und Sie anlacht.

Übers Knie gebrochen

Gelenkprobleme – und wie man vorbeugt

Die Sonne scheint. Ein wundervoller Morgen. Die Vögel zwitschern, die Luft duftet nach frischem Grün – da gibt's einfach kein Halten mehr. Die Sportschuhe zugeschnürt und losgelaufen. Aber das Joggen wird nach zehn Minuten zu einer schmerzhaften Erfahrung: Das rechte Knie macht nicht mehr mit, es schmerzt. Ende eines Sportversuchs.

Wenn der Sommer kommt, füllen sich die Wartezimmer der Orthopäden und Unfallchirurgen mit Kniepatienten. Viele Untrainierte muten ihren Kniegelenken zu viel zu. Zusammen mit dem Rücken aber ist das Knie die Hauptproblemzone beim Sport. Es ist besonders anfällig für Verletzungen. Das liegt zum einen an seiner komplizierten Architektur mit den Menisken, den Kreuz- und Seitenbändern, dem Gelenkknorpel und der Kniescheibe. Zum anderen ist das Knie ein Scharniergelenk. Man kann es strecken und beugen, sollte aber davon Abstand nehmen, es zu drehen. Genau das passiert aber zum Beispiel vielen Hobby- und Altherrenfußballern: Sie rammen die Fußballstollen in den Boden und drehen dann ruckartig den

Oberschenkel. Eine schmerzhafte Erfahrung für das Knie und oft ein Desaster für Kniebänder, Menisken und Knorpel.

Wie aber macht man's seinem Knie recht? »Ohne Bewegung geht gar nichts«, sagt Ingo Froboese, Reha-Spezialist an der Deutschen Sporthochschule Köln. Körperliche Trägheit ist also kein Ausweg. Das liegt daran, dass der Gelenkknorpel – und damit der entscheidende Schutz für die Gelenke – nicht durchblutet ist. Alle Nährstoffe für die Knorpelzellen müssen also von der Gelenkkapsel über die Gelenkflüssigkeit zum Knorpel driften. Werden die Gelenke bewegt, wird auch der Knorpel ausgiebiger versorgt und bleibt besser in Schuss. So einfach ist das!

Bewegung tut also gut, mit Ausnahme von extremen Sprung- oder Scherbelastungen bei Untrainierten. Riskant sind zum Beispiel Fußball, Tennis oder alpiner Skilauf (im Gegensatz zum Skilanglauf). Dagegen besonders zu empfehlen: Fahrrad fahren. Denn es entlastet die Knie. Zugleich trainiert man Muskeln, die das Knie stabilisieren. Ebenfalls gut ist Aquajoggen. Dabei wird mit einem Schwimmgürtel oder einer Weste senkrecht und fast schwerelos im Wasser gelaufen.

Wenn das Knie trotzdem schmerzt, hilft zunächst einmal Eis, am besten mit einem Handtuch zwischen Eis und Haut als Schutz vor Erfrierungen. Auch Hochlagern oder Bandagieren kann lindern oder schmerzstillende Medikamente wie Ibuprofen. »Aber spätestens, wenn das alles nichts hilft, sollte man zum Spezialisten gehen«, rät Max Kääb, Sportorthopäde an der Berliner Charité. Also warten Sie nicht, bis Sie nicht mehr laufen können …

Atemlose Hilfe

Warum die Mund-zu-Mund-Beatmung meist überflüssig ist

Plötzlich ist sie da, die Situation, vor der man sich immer gefürchtet hat. An der Bushaltestelle fasst sich der ältere Herr an die Brust, wird kreidebleich und sackt zusammen. Kreislaufstillstand, kein Herzschlag mehr.

Was tun? Mund-zu-Mund-Beatmung? Herzmassage?

Viele Menschen sind da überfordert. Sie ekeln sich, fürchten Krankheitskeime beim Mundkontakt oder trauen sich die Atemspende nicht zu. So unterbleibt lebensrettende Hilfe. Statt Hand anzulegen, gaffen die Leute. Die ohnehin nicht besonders hohen Chancen für den Mann an der Bushaltestelle schwinden.

Aber Rettung naht – aus Japan. Dort hat ein Ärzteteam um Ken Nagao von der Tokioter Surugadai-Nihon-Uniklinik untersucht, welches Schicksal Menschen haben, die in Gegenwart von anderen einen Herzstillstand erleiden. Die Ärzte schauten sich an, wie es denjenigen erging, denen von ihren Mitmenschen entweder nur mit Herzmassage oder mit einer Kombination aus Mund-zu-Mund-Beatmung und Massage geholfen wurde. Und das Ergebnis ihrer Untersuchungen könnte eindeutiger nicht sein: Die Mund-zu-Mund-Beatmung ist verzichtbar. Die ausschließliche Herzmassage sei der Kombination Massage plus Laien-Beatmung klar überlegen, schreiben die Ärzte im Fachblatt *Lancet*. Menschen, die nur eine Herzdruckmassage erhielten, hatten doppelt so hohe Chancen, ohne schwerwiegende Hirnschäden weiterleben zu können.

So verrückt es klingt: Verlieren Sie keine Zeit, verzichten Sie auf das komplizierte Beatmen und belassen Sie es bei der simplen Druckmassage des Brustbeins – und Sie retten vielleicht ein Menschenleben. Die Mund-zu-Mund-Beatmung gehört dahin, wo sie immer schon zu Hause war, nämlich in Fernsehsketche mit vollbusigen Blondinen.

Das klingt jetzt ein bisschen hart? Auch für Experten wie Gordon Ewy, Herzspezialist an der Universität von Arizona, ist die Sache klar. »Wir sollten unsere Richtlinien ändern«, schreibt er in einem Kommentar zu der Untersuchung. »Die Schulung ausschließlich in Brustkorbmassage wird die Wiederbelebungserfolge dramatisch verbessern.«

Es geht darum, die Zeit bis zum Eintreffen des Notarztes zu überbrücken. Im Normalfall ist in den Lungen genug Sauerstoff, um den Betroffenen noch für einige Minuten zu versorgen. Über seine Zukunft entscheidet etwas ganz anderes. Nämlich, ob Blut ins Gehirn kommt. Das gelingt nur mit der Herzmassage, mit der das Blut in den Kreislauf und zum Kopf gepresst wird. Ausnahme sind Ertrunkene, denn bei ihnen kommt es auf den Sauerstoff an, nicht aufs Herz. Bei ihnen spielt also weiterhin die Atemspende eine entscheidende Rolle.

Auch der Berliner Herzspezialist Dietrich Andresen vom Klinikum Am Urban könnte sich vorstellen, die Beatmung durch den Laien zumindest weitgehend ad acta zu legen. »Je einfacher die Regeln für die Wiederbelebung sind, desto besser«, sagt er. »Die Menschen, bei denen im Krankenhaus nur noch der Hirntod festgestellt werden kann, sind nicht deshalb tot, weil etwas schlecht gemacht wurde, sondern weil gar nichts geschah. Vielleicht aus Angst, Fehler zu machen.«

Das Maß für den Spaß

Nicht nur zu Silvester: Tipps gegen Kater

Gibt es eine Möglichkeit, dem dicken Kopf, der Schwäche und Schlappheit nach einer durchzechten Nacht zu entgehen oder sie zumindest zu lindern? Die berühmte Pille gegen den Katzenjammer existiert nicht. Wenn sie hier und da angeboten werden sollte, sparen Sie sich das Geld. Auch viele Hausrezepte halten nicht das, was sie versprechen. Zumindest sind sie in den meisten Fällen nicht auf Wirksamkeit überprüft worden. Das haben Forscher um Edzard Ernst von der Universität Exeter herausgefunden. Sie veröffentlichten im Fachblatt BRITISH MEDICAL JOURNAL einen Überblick über Mittel zur Vorbeugung und Behandlung von Katersymptomen. Von Aspirin, Kaffee und Kohletabletten bis zu Schlaf, Vitaminen und Wasser. »Der effektivste Weg, Katersymptome zu vermeiden, ist Abstinenz oder Mäßigung«, stellen Ernst und Kollegen lakonisch fest.

Also, mäßigen Sie sich. Aber eine wirklich gute Botschaft ist dieser Ratschlag noch nicht, auch wenn er in fast allen Lebenslagen zutrifft. Deshalb hier noch ein paar Tipps:

- Vor dem Glas Sekt oder der Silvesterbowle ausreichend essen. Dadurch wird der Alkohol langsamer aufgenommen und der Magen etwas geschont.
- Lieber helle als dunkle Drinks. Denn Rotwein, Whisky und andere »dunkelgefärbte« Alkoholika enthalten besonders viel Kongenere. Das sind organische Verbindungen wie Polyphenole und bestimmte Alkohole wie Methanol. Sie stehen im Verdacht, Kopfschmerzen zu verursachen.

- Zwischen zwei Gläsern Alkohol ein Glas Selters oder etwas anderes Nichtalkoholisches trinken. Das verdünnt.
- Wasser, Wasser, Wasser! Alkohol entzieht dem Körper Flüssigkeit. Deshalb sollte vor dem Einschlafen und am nächsten Morgen für Ersatz gesorgt werden. Kritisch sehen Experten dagegen das Hausrezept, wonach man mit dem weitermachen soll, womit man aufgehört hat. »Ein Haar von dem Hund, der dich gebissen hat«, nennen die Engländer den Drink am Morgen danach. Der mag zunächst helfen, aber irgendwann kommt die Stunde der Wahrheit. Früher oder später sollte man nüchtern werden. Oder man wird abhängig.
- Kaffee, eine Kopfschmerztablette oder ein Mittel gegen Sodbrennen sind erlaubte Dopingmittel, wenn man zu tief ins Glas geschaut hat.

Übrigens: Die seelische Verfassung spielt beim Kater auch eine Rolle. Wer etwa Probleme im Leben hat oder unter Alkohol zu Trauer oder Zorn neigt, bei dem fällt auch der Kater schlimmer aus. Der Alkohol macht die Sorgen am Ende noch größer.

Entwarnung für Handys

Manchmal lästig, aber ansonsten ungefährlich: das Mobiltelefon

Das Mobiltelefon hat unseren Alltag erobert. Berichte über mögliche Gefahren durch »Handystrahlung« haben dem unstillbaren Hunger nach dem tragbaren Telefon nichts anhaben können. Aber was ist dran an den Gerüchten, dass Handys Hirntumoren auslösen können? Eine große

Untersuchung in Dänemark hat sich mit dieser Frage beschäftigt. Das Ergebnis: Die Sorge um die Gesundheit ist praktisch unbegründet.

Sage und schreibe 420 095 Dänen wurden in der Studie von Joachim Schüz vom Institut für Krebsepidemiologie in Kopenhagen und seinem Team beobachtet. Die Teilnehmer hatten ihr erstes Handy zwischen 1982 und 1995 bekommen. Bis zum Jahr 2002 verfolgten die Forscher die Spur dieser Menschen. Manche hatten ihr Handy schon 21 Jahre. Der Durchschnitt lag bei 8,5 Jahren.

Die elektromagnetischen Felder der Handyantenne können vier bis sechs Zentimeter ins Gehirn reichen. Deshalb war immer wieder die Sorge geäußert worden, Mobiltelefone könnten über diese Felder Zellwucherungen auslösen.

Diese Frage wurde nun von den Dänen klar und eindeutig beantwortet: Handybenutzer hatten kein erhöhtes Risiko für Hirntumoren, Blutkrebs, Augentumoren oder Geschwülste des Hörnervs. Auch das Gesamtrisiko für Krebs war nicht erhöht, es war im Gegenteil sogar etwas niedriger als in der allgemeinen Bevölkerung. Das wiederum hat aber aller Wahrscheinlichkeit nichts mit Mobiltelefonen zu tun.

Die dänische Studie, die im Fachblatt JOURNAL OF THE NATIONAL CANCER INSTITUTE veröffentlicht wurde, bestätigt eine andere europäische Untersuchung. In 13 Ländern gingen Wissenschaftler in der »Interphone«-Studie einem möglichen Zusammenhang von Hirntumoren und Handynutzung nach. Auch hier: Fehlanzeige.

Bedeutet das, dass das Thema »Gesundheitsrisiko Handy« ein für allemal ad acta gelegt ist? Große Überraschungen sind sicher nicht mehr zu erwarten. Aber wegen der weiten Verbreitung der Handys war es gut, dass die Dänen so umfassend recherchiert haben und weiter am Ball bleiben wollen. Heute müsste man wohl schon sehr weit reisen, um Menschen zu finden, die (noch) kein Mobiltelefon haben. Ein Vergleich zwischen Handynutzern und »unschuldigen« Nichtnutzern wäre nicht mehr möglich.

Doch es gibt einen anderen Grund, weshalb das Thema Gesundheit und Handys auf der Tagesordnung bleiben wird, wenn auch ziemlich weit unten. »Ein Nullrisiko ist nicht zu belegen«, sagt die Strahlenschutzexpertin Maria Blettner von der Universität Mainz. »Deshalb wird man letzte Zweifel nie beseitigen können.« Philosophisch ausgedrückt: Es ist nicht möglich, die Nichtexistenz von etwas zu beweisen (zum Beispiel von einem Gesundheitsrisiko durch Handys). Und so wird es weiter Menschen geben, die Angst vor Handystrahlung haben. Wirklich begründet ist aber nur die vor der Telefonrechnung.

KAPITEL 3

Fit bleiben!

Leben wie die Kreter
Tipps für ein langes Leben

Jetzt geben Sie's schon zu. Sie wollen doch auch 100 werden, oder? Und es ist noch nicht zu spät. Denn es gibt ein Rezept. Nein, diesmal geht es nicht um eine Arznei oder eine Operation, sondern um den Lebensstil. »Leben und essen wie am Mittelmeer« könnte man ihn nennen.

Schon vor mehr als 50 Jahren fiel dem US-Ernährungsexperten Ancel Keys auf, dass auf Kreta Herzleiden so gut wie unbekannt waren – ganz im Gegensatz zu den USA. Die armen Südeuropäer hatten den reichen und wohlgenährten Amerikanern also etwas voraus. Und zwar die »Mittelmeerdiät«: täglich Kohlenhydrate (Brot, Pasta, Reis, Kartoffeln), Obst, Hülsenfrüchte, Nüsse, Gemüse, dazu Olivenöl, Käse und Joghurt. Mehrmals pro Woche: Fisch und Geflügel. Selten: rotes Fleisch. Zum Essen ein Glas Wein, bei Männern auch zwei. Und alles gewürzt mit täglicher Bewegung und einem Schuss mediterraner Gelassenheit.

Eine Studie im amerikanischen Fachblatt *Jama* belegt eindrucksvoll, wie wirksam das Rezept aus Südeuropa auch noch bei Menschen zwischen 70 und 90 ist. Kim Knoops von der niederländischen Universität Wageningen und Kollegen in elf anderen europäischen Ländern untersuchten, wie sich Ernährung und Lebensstil auf die Überlebenschancen Älterer auswirken – und das immerhin über einen Zeitraum von zehn Jahren und bei 2300 Personen.

Das Besondere an der Untersuchung war aber nicht nur das vergleichsweise hohe Alter der Versuchspersonen. Geprüft wurde zudem, wie sich das Zusammenspiel der verschiedenen Faktoren auswirkte. Das Ergebnis war eindeutig. Wer à la Mittelmeer speiste, sich viel bewegte, nicht rauchte und täglich ein bisschen Alkohol zu sich nahm, dessen Sterberisiko war deutlich geringer als das jener Menschen, die sich gar nicht um ihre Gesundheit scherten oder die nur einen Teil der Ratschläge beherzigten. Das heißt: Das Risiko zu sterben war in der gesundheitsbewussten Gruppe im beobachteten Zeitraum von zehn Jahren um mehr als die Hälfte niedriger.

Und die einzelnen Faktoren? Eine gesunde Diät senkte das Sterberisiko um 23 Prozent, moderater Alkoholkonsum um 22 Prozent, mindestens 30 Minuten Bewegung am Tag um 37 Prozent und Nichtrauchen um 35 Prozent. Zugleich stellten die Wissenschaftler fest, dass 60 Prozent der Todesfälle in der Gruppe der Personen mit ungesundem Lebenswandel eben diesem zuzuschreiben waren.

»Es ist niemals zu spät für einen gesunden Lebensstil«, kommentierte der Harvard-Gesundheitsexperte Eric Rimm die Ergebnisse der Untersuchung. Selbst mit 75 nicht! Wir sollten alle Kreter werden.

Wider den Winterspeck

Schlank und gesund durch die kalten Tage

Winterzeit ist Kuschelzeit. Man will sich nur noch einmummeln, zusammenrollen, einen Kokon bilden. Und dann die Feiertage! Essen, essen, essen. Ist es da ein Wunder, dass wir in diesen Tagen Kilo um Kilo zunehmen?

Falsch. Nicht die Feiertage sind das Problem, sondern die Zeit danach. Im Allgemeinen nimmt man weniger zu, als man denkt. Die Schwierigkeit besteht aber darin, das zu Weihnachten und Neujahr angesammelte Pfund oder Kilo wieder loszuwerden. Die Folge: Jahr um Jahr setzt man ein bisschen mehr Speck an.

Was kann man tun, damit man den Ballast vor dem Frühjahr los wird oder ihn gar nicht erst ansammelt? Hier einige Tipps:

- Stress vermeiden, langsam essen, kleine Portionen. Bloß nicht vollstopfen. Deftige Suppen mit viel Gemüse sind besser als Berge von Fleisch.
- Maß halten, auch beim Alkohol. Vor allem alkoholhaltige Mixgetränke sind sehr kalorienreich. Besser: trockener Wein oder »Light«-Bier.
- Bewegung. Besonders im Winter neigen wir dazu, träge zu werden. Empfehlenswert, zum Beispiel nach dem Essen: Spaziergänge, natürlich gut gegen die Kälte geschützt.

Aber nicht nur das Gewicht kann in der kalten Jahreszeit zum Problem werden. Man sollte auch darauf achten, genügend Vitamin D zu bekommen. Vitamin D kann mit

Milchprodukten aufgenommen werden, zum größten Teil wird es aber unter Sonneneinstrahlung in der Haut gebildet. Auch diese Tatsache spricht dafür, sich trotz kühler Witterung an die frische Luft zu begeben. 15 Minuten am Tag genügen!

Außerdem sollte man das Trinken nicht vernachlässigen. Obwohl man weniger Flüssigkeit als in der Sommerhitze verliert und nicht so viel Durst verspürt: 1,3 bis 1,5 Liter Flüssigkeit sollten täglich getrunken werden. Wenn man zu wenig trinkt, kann sich das auch auf die Haut auswirken. Die trocknet aus, wird rissig und schuppig. Im Winter kommt noch hinzu, dass sowohl die Heizungsluft als auch die kalte, trockene Luft im Freien die Haut zusätzlich beanspruchen. Deshalb sollte die Haut in dieser Zeit besonders gepflegt und eingefettet werden. Ungünstig sind dagegen Kosmetika mit Alkohol, denn sie trocknen die Haut zusätzlich aus und machen sie noch anfälliger.

Herz auf Taille

Der Bauchspeck entscheidet über die Gesundheit

BMI: Eigentlich hatten wir uns schon an diese schneidige Abkürzung gewöhnt. Klingt ein wenig nach einer bekannten Automarke, nach Tempo und Rasanz. Steht aber eher für Trägheit, nämlich den *body mass index*, zu Deutsch Körpermasse-Index. Dieser errechnet sich nach der Formel: Körpergewicht in Kilogramm geteilt durch das Quadrat der Körpergröße in Metern. Eine Zahl, die Auskunft darüber gibt, ob man gewogen und eventuell für zu schwer befunden wurde.

Die Ermittlung des BMI ist immerhin so kompliziert, dass Menschen mit Matheschwäche im Internet einen »BMI-Rechner« anwerfen können. Vielleicht gehört der BMI aber bald zum alten Eisen. Denn in mancher Hinsicht aussagekräftiger und noch dazu einfacher zu ermitteln ist der Taillenumfang. Er wird mit dem Maßband gemessen. Und schon weiß man, ob man richtig liegt mit seinen Pfunden, zumindest, wenn es um das Risiko für Herz-Kreislauf-Krankheiten geht und damit um die größte Gefahr, die uns von Übergewicht und Fettsucht droht.

»90 bis 95 Prozent unseres Körperfetts befindet sich unter der Haut, nur fünf bis zehn Prozent in der Bauchhöhle«, erläutert Alfred Wirth, Spezialist für die Behandlung von Übergewicht an der Teutoburger-Wald-Klinik in Bad Rothenfelde. »Seit mehr als 20 Jahren wissen wir, dass vor allem dieses innere Bauchfett riskant für die Gesundheit ist – aber erst jetzt setzt sich diese Erkenntnis durch.« Zwar lässt sich dieses Gewebe nicht direkt messen, doch ermöglicht der Taillenumfang Rückschlüsse: Viel Bauch = viel inneres Bauchfett. Daher das Maßband.

Wirth nennt Gründe, weshalb das Fett im Inneren riskanter ist als das unter der Haut. In erster Linie ist das Fettgewebe in der Bauchhöhle biochemisch aktiver. Das hängt damit zusammen, dass es Anschluss an die Leber hat, die Stoffwechselzentrale des Körpers. Und es trägt dazu bei, dass das Risiko für Gefäßkrankheiten steigen kann. Zum Beispiel senkt es die Konzentration des »guten« Blutfetts HDL-Cholesterin.

Ein Taillenumfang von mehr als 88 Zentimetern bei Frauen und mehr als 102 Zentimetern bei Männern spricht für ein deutlich erhöhtes Gesundheitsrisiko. Mäβig erhöht ist es bereits von einem Umfang von 80 Zentimetern (Frauen) und 94 Zentimetern (Männer) an.

Völlig entbehrlich ist der BMI allerdings auch in Zukunft nicht. Er bleibt wichtig, um andere Gefahren durch Übergewicht abzuschätzen, etwa Gelenkprobleme an Knie und Wirbelsäule.

Derweil erscheint am Horizont bereits ein weiterer Messwert, nämlich das Taille-Hüfte-Verhältnis. Eine im Fachblatt *Lancet* erschienene Untersuchung deutet darauf hin, dass das Taille-Hüfte-Verhältnis besser als jeder andere Messwert Auskunft über das Herzinfarktrisiko durch Übergewicht geben kann. Um dieses zu ermitteln, teilt man den Taillenumfang (in Zentimetern) durch den Hüftumfang. Bei Männern sollte das Ergebnis kleiner als eins sein, bei Frauen sogar geringer als 0,85. Setzt man die abstrakte Zahl in ein anschauliches Bild um, so stellt sich heraus, dass die bauchbetonte »Apfelfigur« gesundheitlich bedenklicher ist als die geschwungene »Birnenfigur«. Was wiederum heißt: Männer sollten den Bierbauch meiden. Und Frauen brauchen sich über ein bisschen Speck auf den Hüften keine Sorgen zu machen. Im Gegenteil.

Im Nickerchen liegt die Kraft

Macht fit und ist gesund: das Schläfchen im Büro

Kennen Sie dieses Gefühl, wenn einem nachmittags der Kopf schwer wird und die Glieder sich nach Ruhe sehnen? Glückliche Menschen haben dann die Möglichkeit, ein kurzes Schläfchen einzulegen und danach erfrischt und gestärkt in die zweite Tageshälfte aufzubrechen. Wer auf diese Weise seine Batterien wieder auflädt, ist häufig leistungsfähiger und tut etwas für seine Gesundheit. Forscher um Dimitrios Trichopoulos von der Universität von Athen haben nämlich festgestellt, dass ein nachmittägliches Nickerchen das Risiko einer tödlichen Herzattacke bei Männern um rund ein Drittel senkt.

Trichopoulos und sein Team untersuchten knapp 24 000 griechische Männer und Frauen, die weitgehend gesund waren, und fragten sie nach ihren Schlaf-, Sport- und Ernährungsgewohnheiten. Nach gut sechs Jahren zogen die Wissenschaftler Bilanz. Aussagefähige Daten über Krankheiten konnten dabei nur für Männer erhoben werden – Frauen waren einfach zu gesund. Bei den Männern aber stellte sich heraus, dass Berufstätige von einer regelmäßigen nachmittäglichen Auszeit am meisten profitierten. Die Gefahr eines Herztodes war bei ihnen um knapp zwei Drittel gesenkt, bei Ruheständlern dagegen lediglich um 36 Prozent.

Die ausgedehnte Mittagsruhe ist noch immer Teil des mediterranen Lebens, auch wenn sie Opfer des Fortschritts und allgemeiner Rastlosigkeit werden könnte, wie Trichopoulos befürchtet. Schon lange ist bekannt, dass die Ernährung der Mittelmeerländer mit viel Obst, Gemüse, Fisch und Olivenöl besonders gesund fürs Herz ist. Für den Athener Forscher lag es daher nahe, auch die Siesta als ein weiteres wichtiges Element südlicher Lebensart unter die Lupe zu nehmen.

Die Erklärung für den Herzschutz durch Schlaf ist denkbar einfach. Wer nachmittags etwas schlummert, kontert den Stress. Der kann dem Herz zusetzen, weil er beispielsweise Stresshormone und Blutdruck in die Höhe treibt.

Das würde auch erklären, warum besonders Berufstätige durch die Mittagsruhe entlastet werden.

»Wie es aussieht, ist die Siesta nicht nur erholsam und entspannend, sondern auch gesund«, kommentiert Trichopoulos. Und wer nicht schlafen kann – auch fünf bis zehn Minuten ruhiges Sitzen oder Liegen können schon gegen den Stress helfen, rät der Herzspezialist Gerald Fletcher von der amerikanischen Mayo-Klinik. »Oder gehen Sie einfach für ein paar Minuten raus in die Sonne.«

Aber Trichopoulos' Untersuchung ist noch nicht das letzte Wort. Sie widerspricht nämlich früheren Studien. In denen hatte es einen Trend in die andere Richtung gegeben. Menschen mit Neigung zum Tagesschlaf waren danach eher kränker als ihre Zeitgenossen. Einer der Gründe dafür könnte sein, dass in diesen Untersuchungen nicht gesunde Schläfer untersucht wurden, sondern Personen, die durch ein Leiden eher ermüdeten und deshalb mehr schliefen. Wie auch immer: Weitere Forschungsarbeiten sollen Klarheit bringen.

Bis dahin sollte man bedenkenlos immer wieder mal die Beine hochlegen.

Spaß entscheidet
Wie viel Sport man braucht

Wie viel Sport ist nötig? Eine halbe Stunde schwungvolles Gehen am Tag reicht. Hört sich gar nicht so schlimm an. Aber ist das wirklich genug?

Nun, es genügt tatsächlich. Die amerikanischen Gesundheitsbehörden etwa empfehlen, sich fünfmal pro Woche 30 Minuten zu bewegen, zum Beispiel zügig zu gehen. Alternativ tun es auch 15 Minuten Laufen. Übrigens kann man die halbe Stunde Gehen auch aufteilen, etwa in zwei Viertelstunden oder in drei Zehn-Minuten-Abschnitte.

Doch in diesen Zeitvorgaben steckt auch ein Problem. »Wenn ich mir vornehme: Ich muss 30 Minuten Sport machen, um gesund zu bleiben, dann hält das nicht lange vor«, sagt Helge Knigge von der Deutschen Sporthochschule Köln. »Es kommt auf die Motivation an.« Entscheidend ist: Der Sport muss Spaß machen. Auch die 30 Minuten sind kein Dogma, keine absolute Grenze. Wer nur 20 schafft, der tut auch schon etwas für sich. Und wer 40 Minuten spazieren geht, schwimmt, Fahrrad fährt oder tanzt – umso besser. »Es gibt kein echtes Zuviel an Bewegung«, meint Knigge. »Aber in unserer Gesellschaft leider ein horrendes Zuwenig davon.«

Im Mittelpunkt des Gesundheitssports sollte die Ausdauer stehen. Dabei tun wir uns oft Gutes, ohne es zu merken. Der Ehemann, der mit seiner Frau 90 Minuten unterwegs ist, um ihr beim Kauf neuer Schuhe zu assistieren, mag genervt sein – gesund ist Shopping allemal (wenn auch nicht unbedingt fürs Bankkonto). Und es gibt Berufe, die fit halten. Krankenschwestern etwa legen täglich während der Dienstzeit mehrere Kilometer zurück. Wesentlich schlechter haben es da die Büromenschen.

Es gibt etliche Krankheiten, deren Risiko man durch Sport senken kann: Die Gefahr des vorzeitigen Herztods wird verringert. Auch das Risiko für Diabetes, hohen Blutdruck, Brust- und Darmkrebs wird kleiner. Knochen, Muskeln und Gelenke bleiben länger intakt. Und nicht zuletzt: Wer sich gern bewegt, dem geht es einfach besser!

Ein langes Männerleben

Doch, doch: Auch Männer können 85 werden

Männer machen sich im höheren Lebensalter rar. Ein Blick in die Statistik bringt es an den Tag. Im Jahr 2000 hatte eine 60-Jährige noch eine durchschnittliche Lebenserwartung von weiteren 23,5 Jahren, Männer dagegen nur von 19,2 Jahren. Das sind mehr als vier Jahre weniger!

Aber Altern ist keine Glückssache oder zumindest nicht nur. Natürlich kann man im Straßenverkehr umkommen, natürlich kann eine ungünstige Konstellation der Erbanlagen einen frühen Tod bedeuten. Aber von solchen Schicksalsschlägen (oder grausamen Zufällen) abgesehen, haben wir selbst eine Menge in der Hand, wenn es um Gesundheit, Lebensqualität und Lebenserwartung geht. Auch Männer können 85 werden!

Wie das gehen kann, zeigt eine amerikanische Untersuchung, die im Fachblatt JAMA veröffentlicht wurde. Von 1965 bis 2005 haben Forscher um Bradley Willcox von der Universität von Hawaii in Honolulu eine Gruppe von 5820 japanischstämmigen Amerikanern regelmäßig untersucht und geschaut, welche Lebensumstände mit größerer Gesundheit und Lebenserwartung Hand in Hand gingen. Zu Beginn der Studie waren die Männer im Durchschnitt 54 Jahre alt.

Am gesündesten war auch in höherem Alter, wer im mittleren Lebensabschnitt nicht rauchte, körperlich trainiert und schlank war, nur mäßig Alkohol trank (bis zu zwei Gläser am Tag) und einen normalen Blutzucker und Blutdruck hatte. Männer, die allen sechs Anforderungen entsprachen, hatten eine fast 70-prozentige Chance, 85 zu werden – mehr als die Hälfte von ihnen sogar bei guter Gesundheit.

Dieses Angebot kann man umso weniger ausschlagen, als das der Gegenseite ziemlich mies aussieht. Denn von denen, die die sechs Bedingungen nicht erfüllten, erlebte nur jeder Fünfte das 85. Lebensjahr. Und die Chance, dann noch gesund zu sein, betrug in der Untersuchung kläglliche neun Prozent.

Das alles klingt nicht allzu überraschend. Wichtig aber ist, dass ein Fünfzigjähriger es selbst in der Hand hat, den »Zwei Drittel«- oder den »Ein Fünftel«-Weg zum 85. Lebensjahr zu gehen. Auf dem einen kommt man ziemlich sicher ans Ziel, solange man sich an ein paar wichtige Regeln hält. Der andere ist riskant und endet in vier von fünf Fällen im Abgrund. Also, wählen Sie selbst.

Bei ihrer Forschung stießen Bradley Willcox und seine Mitarbeiter noch auf zwei weitere Faktoren für ein langes Männerleben: Eine feste Partnerschaft, aber auch eine gute Bildung erhöhen die Chancen. Platt ausgedrückt: Wer verheiratet ist und Abitur hat, lebt länger.

Dabei gibt es einen klaren Unterschied zwischen den Geschlechtern. »Männer können nicht ohne Partner überleben, Frauen schon«, sagt der Alternsforscher Thomas Perls von der Universität Boston. »Sie können ohne Mann sogar noch einmal aufblühen.«

Noch nicht geklärt ist, wie Vaterschaft die Lebenserwartung beeinflusst. Kinder lassen Väter verantwortungsvoller werden, auch im Umgang mit der eigenen Gesundheit. Das könnte für einen positiven Effekt sprechen. Wenn da nicht der Stress wäre …

Sonne macht stark

Die guten Seiten des Vitamin D

Sonne und Vitamin D gehören zusammen. Sonnenlicht lässt in der Haut eine Vorstufe von Vitamin D entstehen. Anders als der Name »Vitamin« nahelegt, kann der Körper also diesen Vitalstoff selbst mithilfe der ultravioletten Strahlung der Sonne herstellen. Wer im Sommer genügend Licht tankt (natürlich in Maßen!), kann sich in seinem Fettgewebe einen regelrechten Vitamin-D-Speicher für den lichtarmen Winter anlegen. Allerdings ist nach 20 Minuten das Maximum an Vitamin-D-Produktion erreicht – mehr Sonnenbad bringt dann nichts mehr, vom Sonnenbrand mal abgesehen.

Wie sich immer mehr herausstellt, ist Vitamin D ein regelrechter Alleskönner. Seine Hauptrolle besteht darin, Kalzium und Phosphat aus der Nahrung herauszufischen. Beide Substanzen sind für gesunde Knochen unentbehrlich. Ohne Vitamin D würden uns 90 Prozent des Kalziums aus dem Essen verloren gehen. Das Vitamin sorgt dafür, dass die Schleimhaut des Dünndarms Kalzium und Phosphat aus der Nahrung aufsaugt, wie ein trockener Schwamm Wasser.

Neben den Knochen stärkt das Vitamin auch die Muskeln. Es kräftigt sie und macht sie schneller. Und es spielt außerdem eine offensichtlich nicht unwichtige Rolle bei der Gewebereifung. Das Gehirn, die Brustdrüse, der Dickdarm und die Prostata gehören zu den Organen, die Andockstellen für Vitamin D auf ihren Zellen haben. »Mehr als 200 Gene werden direkt oder indirekt durch Vitamin D kontrolliert«, schreibt der Vitaminexperte Michael Holick von der Universität Boston im NEW ENGLAND JOURNAL OF

Medicine. Auch dem Immunsystem verleiht das Knochen-vitamin Energie. Entsprechend groß ist die Liste der Probleme, die bei einem Vitamin-D-Mangel auftreten können: Rachitis bei Kindern, Osteoporose und damit brüchige Knochen bei älteren Menschen, zudem Muskelschwäche und Stürze. In nördlichen, sonnenarmen Breitengraden ist das Risiko für Dickdarm-, Prostata-, Brust- und andere Krebsformen erhöht, ebenso wie für Diabetes, Multiple Sklerose, Bluthochdruck, Herzkrankheiten, Depressionen und manch anderes Leiden.

Michael Holick schätzt, dass eine Milliarde Menschen zu wenig Vitamin D bekommen. Weit verbreitet ist der Mangel bei älteren Menschen, die wenig an die Sonne kommen und deren Körper schlechter Vitamin D herstellen kann.

Als natürliche Nahrungsquelle für Vitamin D kommen fetter Seefisch wie Lachs und Hering, aber auch Hühnereier in Frage. In den USA ist zudem anders als bei uns die Vitamin-D-Anreicherung von Milchprodukten vorgeschrieben. Milch an sich enthält übrigens nur wenig Vitamin D. In Deutschland wird es Kindern im ersten Lebensjahr verabreicht. Und Ältere? »Mit 60 sollte man überlegen, ob man es nimmt«, sagt Oliver Bock vom Zentrum für Muskel- und Knochenforschung der Berliner Charité.

Dem Amerikaner Holick ist das freilich nicht genug. Wer nicht häufig Fisch isst oder nur selten in die Sonne kommt, sollte das Vitamin seiner Meinung nach künstlich zuführen. Viel falsch machen kann man dabei nur, wenn man deutlich zu viel einnimmt. Denn die Gefahr, des Guten zu viel zu tun, besteht kaum – anders als bei der Sonne.

Das bisschen Übergewicht …

Auf ein Kilo mehr kommt's nicht an

Jeden Morgen das gleiche Drama. Der Kampf mit der Waage. Man steigt drauf, der Zeiger tanzt, schlägt aus – und dann das Urteil: zu schwer! Oder auch: noch mal Glück gehabt. Selten, dass man etwas leichter geworden ist, jedenfalls scheint es mir so.

Längst hat die Weltgesundheitsorganisation die Fettleibigkeit zur globalen Epidemie erklärt. Deutsche Politiker wollen nicht zurückstehen und haben unter dem Motto »Fit statt fett« einen Aktionsplan ausgerufen. Bei uns sollen 37 Millionen Erwachsene zu schwer sein. In den USA sind 65 Prozent der Bevölkerung übergewichtig, haben also einen BMI (Körpermasse-Index, siehe S. 88) von mehr als 25. Fast jeder dritte US-Bürger gilt gar als fett und hat einen BMI von mehr als 30.

»Eine gewaltige Seuche sucht die Welt heim und sie wird zu einem massiven Anstieg an Todesfällen führen«, prophezeit der Hormonforscher Stephen Bloom vom Londoner Imperial College. Klingt nach »Lasst alle Hoffnung fahren, Ihr Fettsüchtigen!«.

Ganz so einfach ist es auch wieder nicht, wie eine bemerkenswerte Untersuchung zeigt. Forscher des Nationalen Krebsforschungsinstituts der USA und des Seuchenzentrums CDC haben im Fachblatt Jama eine Untersuchung veröffentlicht, nach der leicht Übergewichtige (BMI zwischen 25 und 30) nicht etwa ein höheres, sondern sogar ein niedrigeres Sterberisiko während des Untersuchungszeitraums als Normalgewichtige (BMI von 18,5 bis 25) haben. Gesundheitlich gefährdet sind dagegen vor allem sehr dünne und sehr dicke Menschen. Die Studie fußt auf repräsentativen amerikanischen Gesundheits- und Ernährungsumfragen aus den Jahren 1960 bis 2000.

Die Fachwelt war von dieser Studie verblüfft. Und das umso mehr, als das Risiko für Zuckerkrankheit (Diabetes), Bluthochdruck und hohe Cholesterinwerte mit der Zahl der Pfunde steigt. An dieser Tatsache führt auch künftig kein Weg vorbei. Die Forscher vermuten aber, dass die mittlerweile besseren Behandlungsmöglichkeiten dazu beigetragen haben, die Last der Pfunde leichter zu machen. Auch könnte die alte Volksweisheit gelten, dass in höherem Lebensalter ein bisschen mehr Gewicht nicht schaden kann, weil in den Pfunden auch mehr Muskel- und Knochenmasse enthalten sind. Man hat, wenn es hart auf hart kommt, »noch was zuzusetzen«.

Was tun? »Wenn Sie Übergewicht haben, Ihre Eltern alt wurden und Sie selbst keine deutlichen Risikofaktoren für Herzkrankheiten oder Diabetes haben, dann können Sie Ihre Energie eher darauf verwenden, sich jeden Tag zu bewegen und sich gesund zu ernähren, als abzunehmen«, rät David Williamson, Mitarbeiter der Studie.

Dem stimmt Heiner Boeing vom Deutschen Institut für Ernährungsforschung in Potsdam zu. Doch er ist vorsichtiger: »Jenseits der 70 braucht einen leichtes Übergewicht nicht zu beunruhigen – wenn keine Stoffwechselerkrankungen vorliegen. Aber man sollte nicht schon in jungen Jahren Übergewicht haben.«

Mit den Jahren darf man also ruhig ein wenig zunehmen. Aber einen Freibrief fürs Dicksein gibt es trotzdem nicht. Unser Gewicht sollten wir im Griff haben, nicht umgekehrt. Die Waage bleibt im Dienst.

Und wie steht es mit der Fitness? Es ist unter Umständen gesünder, etwas mehr zu wiegen und sich regelmäßig zu bewegen. Der Physiologe Karl Kirsch von der Freien Universität Berlin rät, bei der Bewertung der Frage, ob jemand dick sei, immer den Körperbau zu berücksichtigen.

Eigentlich beginnt ja Übergewicht bei einem BMI von 25. Aber: »Kleinwüchsige, untersetzte, gedrungene Menschen haben gewöhnlich einen BMI, der ihrem Körperbau entsprechend immer über 25 liegt und manchmal in der Tat an 29 heranreichen kann, ohne dass man von Übergewicht sprechen sollte«, sagt Kirsch. »Sie fühlen sich wohl dabei.«

Es war der deutsche Psychiater Ernst Kretschmer, der die Menschen in Typen eingeteilt hatte: leptosom (mager, schmal, lang), athletisch (breit, straff, muskulös), pyknisch (gedrungen, weich, fett). Diese grob gerasterte Einteilung ist zumindest bei uns aus der Mode gekommen. Aber in englischsprachigen Ländern ist sie immer noch gebräuchlich. Was dafür spricht, dass doch mehr als ein Körnchen Wahrheit daran ist.

Übergewicht ist eben nicht gleich Übergewicht. Es kommt auf den Typ an – und darauf, ob man fit ist oder nicht. Das bestätigt eine im Fachblatt JAMA erschienene amerikanische Studie. Timothy Wessel von der Universität von Florida in Gainesville und seine Mitarbeiter wollten wissen, was für die Entstehung von Herzkrankheiten bedeutsamer ist: das Körpergewicht oder die Fitness? Eindeutiges Ergebnis: Frauen, die sich regelmäßig bewegten, hatten deutlich weniger Probleme mit dem Herzen als Frauen, die sich mit der Fitness schwertaten. Der BMI, also das Körpergewicht, spielte dagegen keine Rolle.

Natürlich ist das noch immer kein pauschaler Freispruch für Dicke. Wer zu schwer ist, dessen Risiko für Bluthochdruck und Diabetes steigt nachweislich. Letzteres belegt eine weitere Studie in der gleichen Ausgabe von *Jama*. Aber es gibt einen gemeinsamen Nenner, auf den sich vieles in der Diskussion um Dicksein, Fitness und Krankheiten bringen lässt: Bewegung. Sie ist gesund, erleichtert das Abnehmen, erschwert das Zunehmen und nützt selbst Menschen mit etwas mehr Speck auf den Rippen. 150 Minuten pro Woche sind genug. Zügiges Gehen, Fahrradfahren, Schwimmen, Hausarbeit, Gärtnern – die Auswahl ist groß. Es ist nie zu spät, damit anzufangen.

Das Risiko aus der Welt schaffen
Warum es sich auszahlt, gesund zu leben

Viele Menschen zerbrechen sich den Kopf darüber, ob exotische Krankheiten ihnen was tun können – so wie BSE, die Vogelgrippe oder die Malaria, die angeblich im Zuge des Klimawandels nach Nordeuropa zurückkehrt. Warten wir's ab. Die weitaus meisten Menschen werden auch in Zukunft eher Probleme mit Krebs und Gefäßkrankheiten wie Herzinfarkt oder Schlaganfall bekommen, den typischen Zivilisationskrankheiten also. Über die kann man zwar keine Schlagzeilen mit großen schwarzen Buchstaben machen, eine sehr reale Bedrohung sind sie aber trotzdem, wie eine Bewertung von Donald Lloyd-Jones von der Northwestern University in Chicago und seinen Mitarbeitern ergab.

Die Forscher rechneten aus, wie groß das Risiko für einen 50-Jährigen ist, später in seinem Leben ein Gefäßleiden zu bekommen, also Durchblutungsstörungen in Herz, Hirn oder den Beinen. Die Basis ihres Wissens waren Informationen aus der Framingham-Herzstudie. Das ist gewissermaßen die Mutter aller Medizinstudien, bei der Tausende Männer und Frauen in der Stadt Framingham westlich von Boston seit 1948 regelmäßig befragt und untersucht wurden. Das Ergebnis: Gut die Hälfte der Männer und etwa 40 Prozent der Frauen trifft es. Sie bekommen irgendwann in ihrem Leben ein Gefäßleiden.

Damit gaben sich Lloyd-Jones und seine Kollegen aber nicht zufrieden. Sie schauten sich an, wie sich das Risiko änderte, sobald man Faktoren wie hohen Blutdruck, erhöhte Blutfette, Rauchen, körperliche Trägheit, Übergewicht oder Diabetes in Betracht zog. Denn das sind die wesentlichen Gründe, warum wir Gefäßkrankheiten bekommen (einmal abgesehen von jenen Ursachen, für die wir rein gar nichts können: Alter, Geschlecht und Gene. Auch sie spielen eine große Rolle).

Diese Risikofaktoren erhöhen die Gefahr von Gefäßleiden erheblich. Am schwersten fällt dabei Diabetes ins Gewicht. Zwei von drei Männern, die mit 50 zuckerkrank sind, haben mit 75 ein Herz-Kreislauf-Leiden, von den zuckerkranken Frauen ist dann mehr als die Hälfte betroffen. Raucher und Nichtraucher haben das gleiche Lebenszeitrisiko, doch erkranken Raucher früher und sterben fünf Jahre eher. Nicht so stark wirkt sich Übergewicht aus.

Aber die Studie enthält auch positive Botschaften. »Wenn Sie mit 50 keine Risikofaktoren haben, dann haben Sie praktisch Ihr Risiko für eine Herz-Kreislauf-Krankheit aus der Welt geschafft«, sagt Lloyd-Jones. »Es klingt abgedroschen, doch viel Bewegung, eine gesunde Ernährung und ein vernünftiges Körpergewicht können Entscheidendes bewirken.«

Vorbeugung muss früh beginnen. Auch das ergab die

Untersuchung. Am besten Jahrzehnte, bevor man 50 wird. Wer gesund bleiben will, braucht einen langen Atem. Lohnen tut es sich auf jeden Fall. Denn für Ihre Gesundheit ist der Lebensstil viel wichtiger als jedes Vogelgrippe-Tamiflu. Der Rest ist Schicksal.

Gesunde Hungerkünstler
Auch Askese könnte sich lohnen

Diät! Schon das Wort jagt einem Schauer über den Rücken. Der Blick in die Bestsellerlisten zeigt, dass sich vermutlich Millionen mit dem Wunsch tragen, abzunehmen – frei nach Atkins, der South-Beach-Diät oder den Weight Watchers zum Beispiel. Am besten mit dem Motto »Schlemmen Sie sich schlank«. Dabei ist der beste Diät-Ratgeber nur zwei Wörter lang: Weniger essen!

Friss die Hälfte – zugegeben, das ist trivial. Auf diesem Motto kann man kein Diät-Imperium aufbauen, keinen Konzern, der reich wird am Fett seiner Mitmenschen. Aber das Prinzip »Weniger ist mehr« hat durchaus einen tieferen Sinn.

Luigi Fontana von der Washington-Universität in St. Louis hat Menschen untersucht, die freiwillig weniger essen als andere. Sie gehören einer 900 Mitglieder umfassenden amerikanischen Gesellschaft an, die ständig an der Hungergrenze leben. Die männlichen Mitglieder der »Caloric Restriction Optimal Nutrition Society« essen weniger als 2000 Kalorien am Tag, die Frauen sogar weniger als 1500. Zum Vergleich: Ein normaler Amerikaner kommt auf 2000 bis 3500 Kalorien.

Das Ergebnis der Untersuchung, das im US-Fachblatt PNAS veröffentlicht wurde, fiel eindeutig aus. Der Blutdruck der Hungerkünstler entsprach dem niedrigen Wert eines Zehnjährigen, Cholesterin- und Körperfett-Werte waren ebenfalls im Keller, die Schlagadern von jugendlicher Elastizität. »Wer langfristig die Kalorienaufnahme verringert, scheint einen deutlichen Schutz vor Arterienverkalkung zu besitzen«, lautet das Fazit der Wissenschaftler.

Allerdings erfolgte die Untersuchung nur an wenigen Personen, zugleich steht der letzte Beweis – weniger Krankheiten und Todesfälle bei den Dünnen, nicht nur bessere Laborwerte – noch aus. Vor allem aber halten nur wenige die Askese auf Dauer durch. Aber wer hat gesagt, dass gleich alles perfekt sein muss? Auch wer anfangs nur moderat auf die Kalorienbremse tritt, tut sich schon etwas Gutes.

In der Mitte des Lebens
Für Bewegung ist es nie zu spät

Seit einigen Jahren laufe ich sonntagmorgens regelmäßig um einen See in meiner Nachbarschaft. Am Ende bin ich ganz schön aus der Puste. Dafür nimmt sogar die Wissenschaft meine Mühen ernst. Der Alternsforscher Dietrich Rothenbacher von der Universität Heidelberg und seine Kollegen haben untersucht, ob auch spät zur Leibesertüchtigung Berufene noch einen gesundheitlichen Nutzen von ihrer Betätigung haben. Antwort: Ja, durchaus! Es ist nie zu spät. Nur wer sich nicht bewegt, lebt verkehrt.

Die Wissenschaftler verglichen Menschen mit koronarer Herzkrankheit, also mit verengten und verkalkten Herzkranzgefäßen, mit Gesunden. Sie fragten auch danach, ob und wie viel man in seinem Leben Sport getrieben oder sich bewegt hatte. Ergebnis der im Fachblatt *Heart* veröffentlichten Studie: Wer sowohl vor als auch nach dem 40. Lebensjahr sehr beweglich war, dessen Risiko für eine Herzkrankheit war um 62 Prozent geringer. Wer aber als reifer Erwachsener jenseits der 40 noch angefangen hatte, sich mehr zu bewegen, der schnitt kaum weniger gut ab. Sein Risiko lag um immerhin 55 Prozent niedriger, verglichen mit dem der Bewegungsmuffel.

Aber wie viel Sport muss man eigentlich treiben, um seinem Herzen etwas Gutes zu tun? Diese Frage sorgt seit Jahrzehnten für Debatten. Auch die Heidelberger Untersuchung gibt keine endgültige Antwort. Amerikanische Fachleute haben sich 1995 auf die Formel geeinigt, dass man sich an den meisten Tagen der Woche mindestens 30 Minuten bewegen sollte. Wobei »bewegen« für die Amerikaner bei »zügigem Gehen« anfängt.

Der Herzspezialist Goya Wannamethee vom University College London macht all jenen Mut, die keine Lust haben, noch mit grauen Haaren Sportskanonen zu werden. »Es gibt mehr und mehr Hinweise darauf, dass Menschen mittleren und höheren Alters ihrer Gesundheit nützen, wenn sie körperlich aktiv bleiben oder sich mehr bewegen«, schreibt er in HEART. »Sogar mit Spazierengehen kann man einen Effekt erzielen.«

Allerdings gilt bei Bewegung und Gesundheit auch, dass mehr mehr ist. Todd Manini vom Nationalen Institut für Altersforschung der USA in Bethesda und seine Kollegen haben in einem komplizierten Verfahren ermittelt, wie viel Energie rund 300 Menschen zwischen 70 und 82 bei ihren Aktivitäten verbrauchten. Nach gut sechs Jahren zogen die Forscher Bilanz. Zu diesem Zeitpunkt war fast jeder fünfte Teilnehmer der Studie gestorben. Es stellte sich heraus, dass das Sterberisiko umso geringer war, je mehr Kalorien die Teilnehmer bei ihren Tätigkeiten verbrauchten. Von dem Drittel der Teilnehmer, das am meisten Energie »verbrannte«, hatte es etwa jeden Achten getroffen, von den Personen in der mittleren Gruppe knapp jeden Fünften und von denjenigen, die am wenigsten aktiv waren, jeden Vierten.

Fazit der Forscher: Jede Aktivität, die Kalorien kostet, lässt uns länger leben. Auf das Wie kommt es dabei nicht an. Hauptsache, man verbraucht Energie.

Und abends ein Gläschen Wein
Die Geheimrezepte der Hundertjährigen

Wie wird man 100? Das britische Wissenschaftsmagazin *New Scientist* hat nachgeschaut, welche Geheimrezepte die Hundertjährigen so in ihrer Schublade haben und was die Forschung zur Langlebigkeit zu sagen hat. Herausgekommen ist eine nicht ganz widerspruchsfreie Mischung an Faktoren:

Humor und Gelassenheit. »Ich habe immer nur eine Falte gehabt, und auf der sitze ich«, pflegte Jeanne Calment zu sagen (1997 mit 122 gestorben). Sehr alte Menschen gehören nicht zu den Schwarzsehern, sehen die Dinge vielleicht manchmal sogar ein bisschen zu rosig. Jeanne Calment hat sicher mehr als nur eine Falte gehabt, die eine oder andere vom Lachen. Einfacher Trick: Wer nicht von Natur aus innere Gelassenheit besitzt, kann lernen, sich zu entspannen. Einfach bequem sitzen, die Augen schließen und auf den Atem achten.

Geistig und körperlich fit bleiben. Intelligenz, gute Erziehung und Bildung schützen besser vor den Malaisen des Alters. Und mentale Gymnastik – Lesen, Rätseln, Lernen, andere Menschen treffen – ist ebenso wichtig wie körperliche. Weniger bekannt ist, dass umgekehrt Sport und Bewegung auch den Geist länger lebendig halten.

Menschen. Wer heiratet, lebt länger. Familie, Kinder, Freunde, selbst Haustiere: Wer ein soziales Netzwerk hat, gewinnt ein paar Jahre angenehme Lebenszeit dazu.

Ein bisschen Risiko. »Hormesis« heißt die kuriose Theorie, nach der ein leichter Sonnenbrand, eine Röntgenaufnahme, ein paar Flaschen Bier sogar gesund sein können. Die mögliche Erklärung: Diese »Stressoren« kurbeln die körpereigenen Reparaturmechanismen an. Beweise? Nach einer Studie der Johns-Hopkins-Universität in Baltimore hatten sogar Arbeiter, die aufgrund ihres Kontaktes zu Kerntechnik einer erhöhten Strahlenbelastung ausgesetzt waren, eine um eine Viertel verringerte Sterblichkeitsrate im Vergleich zu Kollegen, die dieser Strahlung nicht ausgesetzt waren. Auch (gelegentliches) Hungern und Sport sind nützliche »Stressoren«.

Kleine Laster. Ein Glas Wein, ein Bier zum Feierabend schützen die Gefäße vor Verkalkung. Wer die Neigung zu einem Nickerchen verspürt, sollte seinem Körper durchaus nachgeben (solange er nicht am Steuer eines Autos sitzt). Schokolade, Kaffee, ein Sonnenbad (eingecremt) – kleine Sünden versüßen nicht nur das Leben, sondern sind wie eine Selbstmedikation.

Weniger Essen. Starkes Übergewicht verkürzt das Leben. Viel frisches Obst und Gemüse sind dagegen eine gute Lebensversicherung. Ob es die Lebensspanne verlängert, wenn man immer direkt an der Hungergrenze lebt, ist allerdings umstritten.

Leben. Reisen, eine Sprache lernen, ein Sudoku lösen, ein Gedicht schreiben (auch wenn es keiner außer Ihnen lesen will), ein Bungeesprung – Herausforderungen lassen uns nicht nur spüren, dass wir am Leben sind, sie verlängern auch die »gefühlten« Jahre und können uns geistig fit halten. Oder, mit den Worten von Hermann Dörnemann (gestorben 2005 im Alter von 111 Jahren): »Wenn ich gewusst hätte, dass ich so lange lebe, hätte ich besser auf mich aufgepasst.«

Vorsicht, Falle!

Falsche Diätversprechen

Vielleicht haben auch Sie es schon einmal mit einer Modediät probiert – aber dann lief alles ein wenig anders als gedacht mit den Pfunden, die doch angeblich wie von selbst und bei vollem Bauch verschwinden sollten. Vielleicht sind auch Sie in eine Diätfalle geraten. So geht es vielen, berichtet die amerikanische Lebensmittelbehörde FDA. Das soll nicht heißen, dass die Diätindustrie, die jedes Jahr viele Millionen umsetzt, nur darauf aus ist, Ihnen einen Streich zu spielen. Aber so etwas kommt schon mal vor. Hier sind ein paar Beispiele.

– »Essen Sie alles, was Sie wollen und nehmen Sie trotzdem ab!« Klingt zu schön, um wahr zu sein, oder? Ist es auch. Selbst ein Diätpapst kann die Gesetze der Physik nicht überlisten. Übergewicht, das ist gespeicherte Energie, überwiegend Fett. Wer abnehmen will, muss also mehr Energie abbauen, als er zu sich nimmt. Wer isst, nimmt Energie in Form von Kalorien auf. Wer sich bewegt, baut Kalorien ab – wenn auch erheblich weniger, als die meisten denken. So einfach ist das. Fest steht also: Wer abnehmen will, muss mehr Kalorien verbrennen als aufnehmen.

– »Ich muss hungern, um Gewicht zu verlieren.« Achtung: Extremdiät kann gefährlich sein. Gehungert werden sollte bestenfalls unter medizinischer Aufsicht und Anleitung. Es ist aber viel gesünder, Schritt für Schritt abzunehmen. Und leichter.

– »Ein Bekannter hat mit dieser Modediät prima abgenommen!« Jeder kennt Leute oder hat von ihnen gehört, bei denen angeblich eine neue Methode zum Abnehmen Wunder wirkt. Aber solche Kuren halten meist nicht lange vor. Wer seine Ernährungsgewohnheiten plötzlich ändert, kann zwar schnell viel Gewicht verlieren. Doch sobald man sich anschließend wieder normal ernährt, hat man die Pfunde wieder auf den Rippen.

– »Werden Sie zehn Kilo in zwei Wochen los!« In den ersten Tagen einer Diät verliert man vor allem Körperwasser, und das ziemlich schnell. Wer vernünftig abnehmen will, sollte es dagegen langsam angehen lassen. Ein Pfund pro Woche ist ganz in Ordnung. Das heißt, dass man täglich 500 Kalorien einsparen sollte. Mit gesunden Ernährungsgewohnheiten kann man das schaffen. Wer schneller schlanker werden will, muss schon richtig hungern.

Nehmen Sie sich nicht zu viel vor, bleiben Sie realistisch. Wichtiger als eine Diät sind die kleinen Schritte, die das Leben ändern. Es ist besser, generell sein Verhalten auf neue Gleise zu lenken, mit schlechten Gewohnheiten zu brechen und gesünder zu leben. Wenn Sie es schaffen, nicht weiter zuzunehmen, ist das schon ein Erfolg!

Essen Sie kleinere Portionen, setzen Sie auf Vielfalt. Wichtig sind Ballaststoffe. Obst, Gemüse, Hülsenfrüchte, Vollkorn. Knapsen Sie am Fett, an Käse, Butter, Vollmilch, rotem Fleisch und Kuchen. Und bewegen Sie sich mehr. 20 Minuten Körpertraining, dreimal die Woche, sind nicht schlecht für den Anfang. Am besten morgens, weil man später am Tag immer Ausreden findet. Und: Spaß sollte es machen.

KAPITEL 4

Was schmeckt: Vitamine und Co.

Für eine Handvoll Nüsse

Knabbern kann ziemlich gesund sein

Einer meiner Kollegen ist seit neuestem versessen auf Nüsse. Wenn wir gemeinsam im Supermarkt einkaufen, legt er immer erst eine Dose mit Cashewnüssen und eine Packung Erdnüsse in den Einkaufswagen. Zurück im Büro, schiebt er sich ein paar Cashews hinter die Kiemen und prahlt mit seiner vom Winterspeck befreiten Bauchdecke: »Das kommt von den Nüssen, mein Lieber!«

Zugegeben, eine leckere Knabberei sind sie schon. Aber Nüsse als Schlankmacher? Zumindest bei uns gelten sie doch wohl eher als Kalorienbomben, von denen man tunlichst die Finger lassen sollte. Anders in Amerika. Dort hat man umgedacht und ist inzwischen der Ansicht, dass eine Handvoll Nüsse täglich Herz und Kreislauf guttun. Vielleicht helfen sie sogar beim Abnehmen. Doch der Reihe nach.

Wahr ist: Nüsse sind Energiepakete. Ihr hoher Fettgehalt macht sie kalorienreich. Aber sie sind auch gesund. Sie enthalten viele ungesättigte Fettsäuren, Proteine, Ballaststoffe und so nützliche Substanzen wie Folsäure, Vitamine und Flavonoide. Und wie sich überraschenderweise zeigt: Nussesser sind trotz des hohen Kaloriengehalts ihrer Lieblingsfrüchte im Schnitt schlanker als Leute, die dem Schalenobst die kalte Schulter zeigen. Vielleicht liegt das daran, dass Nüsse recht gut sättigen. Mein pünktlich zum Frühling abgespeckter Kollege scheint also recht zu haben: Nüsse helfen beim Abnehmen.

Untersuchungen in den USA belegen außerdem, dass Nüsse vor Herz-Kreislauf-Krankheiten schützen können. An einer Studie nahmen mehr als 30 000 Adventisten teil, Mitglieder einer christlichen Religionsgemeinschaft. Je mehr Nüsse ein Proband aß, desto geringer war sein Risiko, einen tödlichen Herzinfarkt zu erleiden. Wer ein- bis viermal pro Woche Mandeln, Pistazien & Co. vertilgte, bei dem sank dieses Risiko um ein Viertel. Und wer täglich Nüsse knabberte, bei dem ging die Gefahr sogar um fast 60 Prozent zurück. Eine zweite Studie, an der Zehntausende von Krankenschwestern teilnahmen, ergab, dass Frauen, die 140 Gramm Nüsse und mehr pro Woche verputzten, um 40 Prozent seltener einem Herzinfarkt erlagen.

Nüsse senken den Cholesteringehalt des Blutes, insbesondere auch des »schlechten« LDL-Cholesterins. Das dürfte eine wesentliche Ursache für ihren herzschützenden Effekt sein. Außerdem gibt es Hinweise, dass Nüsse das Diabetesrisiko mindern und die Blutgefäße geschmeidig und durchlässig halten. Nüsse runden unsere Ernährung ab. Man kann sie praktischerweise direkt aus der Tüte futtern, ins Müsli mischen oder über den Salat streuen. Ganz einfach!

Als besonders empfehlenswert gelten nach Ansicht der US-Lebensmittelbehörde FDA Walnüsse (reich an gesunden Omega-3-Fettsäuren), Mandeln, Erdnüsse, Haselnüsse, Pekannüsse und Pistazien.

»Nuts« heißt auf Englisch übrigens nicht nur »Nüsse«, sondern auch »verrückt«. Verrückt nach Nüssen? Warum nicht! Also, let's go nuts. Zumindest ein wenig.

Du bist auch, was du trinkst
Welche Getränke gut sind – und welche nicht

Was sollen wir trinken? Diese Menschheitsfrage stellt sich heute scheinbar ganz neu. Eine Flut von Designergetränken verspricht Gesundheit, Wohlbefinden und unbegrenzte Energie. Aber der Rat von Ernährungsexperten ist viel einfacher. Das beste Getränk ist und bleibt nun mal Wasser. Zu dieser Erkenntnis hat sich eine Gruppe amerikanischer Fachleute durchgerungen. Unter Leitung von Barry Popkin von der Universität von North Carolina in Chapel Hill erarbeiteten die Forscher eine Richtlinie für den erwachsenen Verbraucher. Und die enthält manche handfeste Überraschung.

Der Bauch der täglichen Trinkkanne sollte also voller Wasser sein (aus Leitung oder Flasche), so viel ist klar. Aber was darf man dazukippen? An zweiter Stelle stehen Tee und Kaffee, am besten ungesüßt. Tee ist gut für Herz, Knochen und Zähne, Kaffee senkt das Risiko für Typ-2-Diabetes (Alterszucker), Darmkrebs, Parkinson und möglicherweise sogar Alzheimer. Wer's mit dem Kaffee nicht vollkommen übertreibt, hat für sein Herz keine bösen Folgen zu befürchten und wird auch nicht entwässert, wie man lange annahm und manchmal noch heute behauptet.

Milch ist nicht nur für Kinder eine gute Eiweiß- und Kalziumquelle. Deshalb verwundert es etwas, dass für die Experten fettarme oder entfettete Milch erst auf Platz drei folgte, auf demselben Rang wie Sojamilch. Eines ihrer Argumente lautet, dass selbst fettarme Milch dem Körpergewicht nicht eben zuträglich ist.

Auf Platz vier folgen mit Süßstoff gesüßte, praktisch kalorienfreie Getränke wie manche Tees und Light-Limonaden. Wer einen süßen Durstlöscher sucht, kann sich am ehesten hier bedienen.

Ein großes Sammelsurium von Getränken findet sich auf Platz fünf. Sie sind allesamt kalorienreich, haben aber auch einen gewissen Wert für die Ernährung. Das heißt: erlaubt, aber bitte nicht übertreiben. Zu ihnen gehören ungesüßte Fruchtsäfte, Vollmilch, Sportgetränke und Alkoholisches. Ja, auch ein (Frauen) oder zwei Bierchen (Männer) sind nach Ansicht der Forscher durchaus erlaubt. Ein Gläschen Bier, Wein oder Schnaps am Tag senkt das Risiko für Herzleiden, Schlaganfälle und vermutlich auch für den Typ-2-Diabetes. Der positive Effekt von Wein und Co. rührt wahrscheinlich vom Alkohol selbst her. Behauptungen wie die, besonders Bordeaux oder Dunkelbier seien gesund, gehören indes eher ins Reich der Reklame, sie sind nicht eindeutig belegt.

Und nun zu den bösen Buben: mit Zucker gesüßt, kalorienreich, ohne oder mit nur geringem Gehalt an gesunden Inhaltsstoffen. Einschlägig verdächtig sind Fruchtsaftgetränke, »normale« Cola und andere Limonaden, Eistee und zunehmend stark gesüßte Fertiggetränke, etwa mit Kaffee – die Industrie ist erfinderisch. Diese Getränke sind kalorienreich, ohne satt zu machen. Sie begünstigen Zahnkaries, Gewichtszunahme und den Typ-2-

Diabetes. Wenn auf der Verpackung unter Inhaltsstoffen schon »Zucker« oder »Sirup« angegeben sind, weiß man ziemlich genau, woran man ist. Meist gibt es ein Regal weiter eine Alternative. Vom Wasserhahn ganz zu schweigen.

Vitamine. Aber wann?

Oft geht's ohne extra Pille – allerdings nicht immer

Viele Leute glauben, dass man gar nicht genug Vitamine einnehmen kann. Sie schlucken sie fast grammweise und hoffen auf ein Wunder. Aber viel hilft selten viel – auch bei Vitaminen gilt es deshalb, das rechte Maß zu finden. In Wirklichkeit benötigt der Körper Vitamine und Mineralstoffe nicht en masse, sondern in kleinen, stetigen Mengen für sein normales Wachstum, die Körperfunktionen und die Gesundheit. Sie werden deshalb auch als »Mikronährstoffe« bezeichnet, während Eiweiße, Kohlehydrate und Fette »Makronährstoffe« sind.

Umgekehrt heißt das, dass man auch bei Vitaminen des Guten zu viel tun kann. Während überschüssige wasserlösliche Vitamine (B, C) nämlich meist ohne große Probleme vom Körper wieder ausgeschieden werden, lagern sich fettlösliche (D, E, K, A) im Gewebe ab und können in hohen Dosen zu Gesundheitsschäden führen.

Wer sich vielseitig ernährt und häufig Obst, Gemüse und Vollkornprodukte auf dem Speiseplan hat, nimmt in der Regel so schon genügend Vitamine zu sich. Vor allem aber enthalten Obst und Gemüse einen einzigartigen Mix aus Vitaminen, Mineralien, Ballaststoffen und sekundären Pflanzenstoffen. Diese gesunde Kombination kann keine Pille nachahmen.

Trotzdem gibt es Situationen, in denen die Einnahme eines Vitaminpräparats sinnvoll sein kann. Ältere Menschen zum Beispiel können unter einem Vitamin-D-Mangel leiden und Schwangere und Frauen, die schwanger werden wollen, sollten Folsäuretabletten einnehmen. Wer unsicher ist, ob er eine Vitamintablette einnehmen sollte oder nicht, holt sich am besten Rat bei seinem Arzt.

Aber was ist eigentlich mit Menschen, die nicht regelmäßig Obst und Gemüse essen? Ernährungsexperten der amerikanischen Harvard-Universität raten zur täglichen Einnahme eines Standard-Multivitaminpräparats. Damit kann man zwar eine ungesunde Ernährung nicht ausgleichen, aber zumindest eine Art Sicherheitsnetz spannen, mit dem die ärgsten Defizite vermieden werden. Folsäure und die Vitamine B6, B12, D und E sollten enthalten sein.

Heiner Boeing vom Deutschen Institut für Ernährungsforschung in Potsdam hält dagegen nicht viel von solchen Empfehlungen. »Es gibt keine stichhaltigen Hinweise darauf, dass man mit einem Multivitaminpräparat sein Erkrankungsrisiko senken kann«, sagt Boeing. »Aber man könnte sich in falscher Sicherheit wiegen.« Wer wirklich etwas für seine Gesundheit tun will, kommt also um Obst und Gemüse doch nicht herum.

Traum aus Trauben

Lässt Resveratrol uns länger leben?

Resveratrol heißt der Stoff, von dem Alternsforscher träumen. Denn die Substanz mit dem zungenbrecherischen Namen lässt Hefepilze, Würmer, Fische und Fliegen länger leben. Resveratrol gehört zu den Polyphenolen, die in vielen Pflanzen vorkommen und als Antioxidantien der Gesundheit förderlich sind. Reichlich enthalten ist Resveratrol in den Schalen roter Weintrauben. Vielleicht liegt da ein Grund für die immer wieder behauptete Langlebigkeit französischer Winzer.

Resveratrol verhilft auch Säugetieren zu einem längeren Leben. Das berichtet ein Forscherteam um David Sinclair von der Harvard Medical School im Fachblatt *Nature*. Die Wissenschaftler verglichen den Stoffwechsel und die Lebenserwartung von drei verschiedenen Gruppen von Mäusen. Die erste Gruppe erhielt normale Kost, die beiden anderen wurden mit fettreicher Nahrung gemästet. Allerdings erhielt die dritte Gruppe zusätzlich eine hohe Dosis Resveratrol.

Es stellte sich heraus, dass fette Mäuse mit Resveratrol wesentlich besser fuhren als ohne. Ihre Lebenserwartung lag 15 Prozent über der der Mäuse, die dick waren und kein Resveratrol bekamen. Sie glich damit fast derjenigen der Mäuse, die mit normaler Kost ernährt wurden. Es scheint, als ob Resveratrol die negativen Folgen der Überernährung für den Körper ausgleichen kann. Die Tiere waren aktiver, ihr Stoffwechsel intakter. Das galt zum Beispiel für die Leber und den Energiehaushalt. Optimisten – und das sind Alternsforscher sozusagen von Berufs wegen – hoffen gar auf günstige Effekte im Kampf gegen

Krebs, Herzleiden, Zuckerkrankheit und Nervenstörungen wie Alzheimer.

Resveratrol aktiviert im Körper Sirtuine. Das sind Enzyme, also biologisch aktive Eiweißmoleküle. Sirtuine sind ein wahrer Segen für den Organismus. Sie reagieren normalerweise auf biologischen Stress, machen die Erbsubstanz stabiler, steigern die Energieverwertung und verlängern das Überleben. Ihre Wirkung gleicht der einer Niedrigkalorien-Ernährung. Von der ist bekannt, dass sie die Lebensspanne vieler Tiere (und vielleicht auch die des Menschen) vergrößert. Es gibt Hinweise darauf, dass es die Sirtuine sind, die als Reaktion auf das »kontrollierte Hungern« den Körper für das Überleben wappnen.

Fett und trotzdem fit – so lautet die Botschaft der Mäuse-Studie. Heißt das nun, dass wir uns der Völlerei hingeben und alle Nachteile durch eine Resveratrol-Pille kontern können?

So einfach ist es leider nicht, auch wenn man einschlägige Produkte bereits über das Internet beziehen kann. Zum einen wurde Resveratrol noch nicht ausreichend am Menschen getestet, so dass zu Wirkungen und Nebenwirkungen noch keine eindeutige Aussage möglich ist. Zum anderen bekamen die Mäuse eine hohe Dosis Resveratrol. Wir müssten jeden Tag Dutzende von Rotweinflaschen leeren, um mit den Nagern gleichzuziehen und die gleiche Menge über den Wein aufzunehmen. Das wäre dann nicht mehr so gesund.

Die Lachs-Formel
Wie Fisch dem Herz hilft

Mein Sohn isst für sein Leben gern Lachsauflauf mit Brokkoli. Jede Woche Lachs! Mit Brokkoli! Aber er hat die Wissenschaft auf seiner Seite. Jedenfalls, wenn man einer amerikanischen Studie Glauben schenken darf, die im Fachblatt JAMA erschienen ist. Dariush Mozaffarian und Eric Rimm von der Harvard Medical School in Boston haben die gesundheitlichen Effekte des Nahrungsmittels Fisch untersucht und dabei viele wichtige Untersuchungen berücksichtigt. Ihr Urteil fällt ganz überwiegend positiv aus. Die Vorteile von Fisch überwiegen dessen Nachteile deutlich.

Fisch ist nicht nur eine wichtige Quelle für Eiweiß, Selen und Vitamin D, sondern auch für Omega-3-Fettsäuren. Das sind mehrfach ungesättigte langkettige Fettsäuren, die unser Körper nicht selbst herstellen kann. Man nimmt an, dass die Omega-3-Fettsäuren an verschiedenen Stellen im Körper nützlich sind, etwa, um die Membranen der Zellwände elastisch zu halten.

Omega-3-Fettsäuren schützen das Herz und stärken das Wachstum der kleinen grauen Zellen in den ersten Lebensjahren. Ein bis zwei Fischmahlzeiten pro Woche (am besten mit viel Omega-3) senken das Risiko des Herztodes um 36 und die Sterblichkeit insgesamt um 17 Prozent, sagen die Harvard-Forscher. Weitere günstige Auswirkungen auf die Gesundheit sind denkbar. Und welcher Fisch hat besonders viel Omega-3? Richtig, Lachs. Mit Abstand am meisten von den gesunden Fettsäuren ist in Lachs aus Fischfarmen enthalten, gefolgt von Sardellen, Hering, Makrele, Wildlachs, Sardinen und Seebarsch.

Aber Fisch enthält auch Schadstoffe. Vor allem Queck-silber, daneben Spuren von Dioxinen und polychlorierten Biphenylen (PCBs). Es gibt Leute, die wegen dieser Gifte keinen Fisch essen. Doch das ist ein Fehler, wie die Wissenschaftler deutlich machen. »Der Nutzen moderaten Fischkonsums von ein bis zwei Mahlzeiten pro Woche überwiegt die Risiken«, schreiben die Forscher. »Der Verzicht auf Fisch aus Angst vor möglichen Gefahren kann sogar zu Tausenden von zusätzlichen Herz-Todesfällen und schlechterer Gehirnentwicklung bei Kindern führen.« Das Meiden eines kleinen erzeugt also ein größeres Risiko.

Die Botschaft ist also eindeutig. Aber sie gilt mit einer Einschränkung. Frauen, die stillen, schwanger sind oder schwanger werden wollen, sollten auf Fisch mit einem vergleichsweise hohen Quecksilbergehalt verzichten oder ihren Konsum einschränken. Dazu gehören Barsch, Rot-barsch, Thunfisch, Heilbutt, Aal, Hecht und alle Haiarten. Es sind besonders langlebige Raubfische, in denen sich höhere Konzentrationen des Schwermetalls finden.

Etwas zurückhaltender als die beiden Harvard-Fisch-forscher ist das Medizin-Institut der US-Wissenschafts-akademien. Zwar heben auch diese Wissenschaftler hervor, dass Fisch im Prinzip gesund ist – daran lassen sie keinen Zweifel –, aber sie glauben, dass der dadurch sich ergebende Schutz für das Herz noch nicht eindeutig belegt ist, sondern es lediglich Hinweise darauf gibt.

Das andere Problem ist die Überfischung. Wer viel Meeresfisch isst, trägt leider dazu bei. Ein Ausweg wären Zuchtfische aus Aquakulturen, ökologisch auch nicht un-problematisch, aber wert, sorgfältig entwickelt zu werden, wie der Harvard-Gesundheitsforscher Walter Willett meint. Eine weitere Alternative sind Omega-3-Fettsäuren aus Pflanzen, etwa aus Leinsamen, Raps, Chinakohl oder Walnüssen. Ob diese pflanzlichen Quellen so gesund sind wie die aus dem Meer, ist jedoch noch nicht endgültig geklärt. Gleiches gilt für Fischölkapseln – der ganze Fisch ist offenbar gesünder, ebenso wie frisches Obst nicht durch Vitaminpillen zu ersetzen ist.

Die Milch macht's – noch immer

Warum der weiße Saft so bekömmlich für Jung und Alt ist –
und sogar die Muskeln schwellen lässt

Neulich überkam es mich. Ich hatte plötzlich Appetit auf Milch. Auf diesen unverwechselbar »weißen« Geschmack. Mild, voll und ein wenig süßlich. Aber, nur so nebenbei: Wie gesund ist dieser Genuss eigentlich?

Auf den ersten Blick eine überflüssige Frage. Wir alle haben von klein auf gelernt, dass Milch uns ausgesprochen gut tut. Und unumstritten ist natürlich, dass es für Babys nichts Besseres als Muttermilch gibt, während Kinder für ihr Knochenwachstum Milch als Kalziumquelle brauchen. Schließlich enthält der weiße Saft noch weitere gesunde Inhaltsstoffe, zum Beispiel das ebenfalls für die Knochen wichtige Vitamin D und jede Menge Eiweiß.

Auch wichtig: Milchfett. Es ist für die Entwicklung des Gehirns sehr nützlich, weshalb es besonders für kleine Kinder von Bedeutung ist. Das Gehirn besteht nämlich zu 60 Prozent aus Fett (Lipiden). Kein Organ enthält so viel Fett wie unsere Nervenzentrale. Milliarden von Nervenzellen im Gehirn brauchen für ihre feinen Netzwerke und Verästelungen Lipide als Baustein der Zellmembranen.

Und nicht nur das. Auch die Nervenscheiden bestehen zu 70 Prozent aus Lipiden – die fettigen Umhüllungen werden in den ersten beiden Lebensjahren gebildet. Hauptfett in den Nervenkabel-Hüllen: ausgerechnet das verpönte Cholesterin. Nicht verwunderlich, dass Cholesterin in der Muttermilch reichlich enthalten ist.

Muttermilch und Kuh-Vollmilch enthalten beide rund vier Prozent Fett. Dementsprechend empfiehlt das amerikanische Nationale Institut für Kindergesundheit, in den ersten zwei Lebensjahren Kindern keine fettreduzierte Milch zu geben und erst danach auf Milch mit 1,5 Prozent Fettgehalt umzusteigen.

Fett ist aber nicht nur Nervensache, sondern senkt auch das Allergierisiko von Kleinkindern. Das ist das Ergebnis einer holländischen Studie, die im Fachblatt *Thorax* erschien. Kinder, die mit zwei Jahren Vollmilch tranken, hatten ein fast halbiertes Allergierisiko im Vergleich zu ihren Altersgenossen. Noch extremer war es bei Butter. Kinder, die mit zwei Jahren Butter aufs Brot bekamen, hatten mit drei zu 1,5 Prozent Asthma. Ohne Butter waren es dagegen 5,1 Prozent – mehr als das Dreifache.

Warum Milchfett gut gegen Allergien ist (obwohl Milch ja manchmal auch welche auslöst), ist noch nicht geklärt. Sicher aber ist, dass auch in späteren Jahren Milch ein wichtiger Bestandteil der Ernährung sein sollte. Nicht wegen des Fetts (1,5 Prozent tun es auch), sondern wegen des Kalziums – für die Knochen. Auch die müssen schließlich ein Leben lang halten.

Für Erwachsene gilt, dass man seinen Kalziumbedarf natürlich auch anders stillen kann. Aber im Zweifelsfall sind Milch, Joghurt & Co. auch für große Menschen eine gesunde Sache.

Trotzdem hat die Milch kein blütenweißes Image mehr. Das liegt neben allerlei Schadstoffmeldungen und der (inzwischen abgeflauten) BSE-Panik in erster Linie am Fettgehalt. Untersuchungen haben nämlich gezeigt, dass Milchtrinken den Cholesterinspiegel im Blut steigen lässt. Auf der anderen Seite gibt es Hinweise darauf, dass der Blutdruck bei Milchtrinkern niedriger ist. Milch erhöht also mit dem Blutfett Cholesterin einen Risikofaktor für Herzleiden, während es mit dem Blutdruck einen anderen senkt.

Entwarnung gibt eine Langzeitstudie britischer Wissenschaftler um Andy Ness von der Universität Bristol. 20 Jahre lang verfolgten die Forscher das Schicksal von rund 700 Männern mittleren Alters. Am Ende stellten sie fest, dass die Milchtrinker unter ihnen kein höheres Herzinfarkt- und Schlaganfall-Risiko als die Milchmuffel hatten. Ganz im Gegenteil: Es gab Hinweise darauf, dass diese Krankheiten bei starken Milchtrinkern seltener waren.

»Die verbreitete Ansicht, dass Milch der Gesundheit von Herz und Gefäßen eher abträglich sei, muss revidiert werden«, lautet das Fazit der Forscher. »Es sollte jede Anstrengung unternommen werden, der Milch ihren Platz in einer gesunden Ernährung zurückzugeben.« Spätestens an dieser Stelle ist der Hinweis fällig, dass Ernährungsexperten empfehlen, der Vollmilch nach Möglichkeit fettarme oder fettfreie Milch vorzuziehen.

Natürlich gibt es eine ganze Menge Menschen, die Milch wegen des Milchzuckergehalts nicht so gut vertragen. Aber die Laktose-Intoleranz ist eine zwar lästige, doch in den allermeisten Fällen harmlose Störung. Sie macht sich meist allenfalls durch Verdauungsstörungen wie Völlegefühl, Blähungen oder Durchfall bemerkbar.

Ernster als die Milchzucker-Unverträglichkeit ist eine »echte« Milcheiweiß-Allergie, wie sie bei Kleinkindern auftreten kann. Diese Kinder können unter Hautekzemen oder Asthma leiden. Aber in den meisten Fällen verliert sich die Störung bis zum Schulalter wieder – eine Milchallergie bei Erwachsenen ist selten.

Übrigens sollten sich Kraftsportler oder solche, die es werden wollen, schon mal mit dem Gedanken anfreunden, in Zukunft nach dem Training das eine oder andere Glas mit der weißen Flüssigkeit zu trinken. Denn Milch baut Muskeln auf und Fett ab.

Herausgefunden haben das kanadische Forscher um Stuart Phillips von der McMaster-Universität in Hamilton. Sie verordneten 56 jungen untrainierten Männern ein Vierteljahr lang Kraftsport mit Gewichten, fünfmal pro Woche. Direkt nach dem Training tranken die Männer entweder ein Glas fettfreie Milch, Sojamilch oder ein isotonisches Sportgetränk mit dem Kohlehydrat Maltodextrin. Eine Stunde später wurde das Ganze wiederholt. Milch und Soja enthielten beide die gleichen Mengen an Eiweiß, Fett und Kohlehydraten.

Nach dem Vierteljahr hatten die Milchtrinker 40 Prozent mehr Muskelwachstum als die Soja- und 60 Prozent mehr als die Kohlehydrat-Trinker zu verzeichnen. Milchtrinker verloren zudem ein knappes Kilo Körperfett, Kohlehydrat-Trinker nur die Hälfte davon und Sojakonsumenten gar nichts. Dass Milch die Muskeln schwellen lässt, ist für Jürgen Schrezenmeir von der Bundesforschungsanstalt für Ernährung und Lebensmittel in Kiel leicht zu erklären. »Milch ist nun einmal von der Natur für das Wachstum vorgesehen«, sagt er – gleichsam ein natürliches und gesundes Anabolikum.

Milcheiweiß hat eine hohe biologische Wertigkeit. Das bedeutet, dass es besonders viele wichtige und unentbehrliche Aminosäuren enthält. Die biologische Wertigkeit von Sojaeiweiß ist geringer. Man muss daher mehr Sojamilch trinken, um einen Effekt wie bei Kuhmilch zu erzielen.

Essen wie am Mittelmeer, lautet das Mantra moderner Ernährungswissenschaft. Viel Obst und Gemüse, Olivenöl und Fisch. Und wo bleibt da die Milch? »Es ist schade, dass ihre Bedeutung nicht stärker hervorgehoben wird«, meint Schrezenmeir. »In vielen Untersuchungen, in denen vegetarische Ernährung sich als gesund erwiesen hat, waren auch Milchprodukte mit im Spiel. Fettarme Milch senkt den Blutdruck und das Risiko von Gefäßverkalkung und Diabetes.«

Wie viel Milch soll es sein? Die Richtlinien des amerikanischen Gesundheitsministeriums empfehlen drei Glas (möglichst fettarm oder fettfrei) pro Tag oder entsprechende Milchprodukte, etwa Joghurt oder Quark. Butter haben die US-Experten natürlich nicht in ihre Gebete eingeschlossen. Der Milchexperte Schrezenmeir findet aber, dass selbst Butter nicht mehr negativ bewertet werden sollte, sondern »bestenfalls neutral«. Butter enthält zur Hälfte »ungünstige« gesättigte Fettsäuren, darunter allerdings viele »mittelkettige« Fettsäuren, die der Milchfachmann eher als bekömmlich einschätzt. Aber Fett, gibt er zu, essen wir Deutschen einfach zu viel. Ob Butter oder nicht.

Muttermilch für Mütter

Stillen ist nicht nur für Babys das Beste

Für Kinder gibt es bekanntlich nichts Besseres als Mutter-milch. Aber Stillen ist auch für die Mutter gesund. Das haben Forscher der Harvard-Universität in Boston her-ausgefunden. Jedes Jahr Stillen mindert die Gefahr, zu-ckerkrank zu werden, um 15 Prozent, berichten die For-scher im Fachblatt JAMA. Eine Frau, die ihren zwei Kindern jeweils ein Jahr die Brust gibt, kann also ihr eigenes Dia-betesrisiko um ein Drittel senken.

Normalerweise stehen die Vorteile der Muttermilch für das Kind im Vordergrund. Gestillte Babys sind später sel-tener übergewichtig und sind besser vor Infektionen, Heuschnupfen, Neurodermitis und chronisch-entzünd-lichen Darmerkrankungen geschützt. Wenn sie älter wer-den, erkranken sie weniger an Herzleiden oder Diabetes, und sogar ihr Intelligenzquotient soll durchschnittlich hö-her sein, je länger sie gestillt werden.

Aber nun zur Mutter. Beim Typ-2-Diabetes (»Alters-zucker«) ist der Körper unempfindlich gegen das blutzu-ckersenkende Hormon Insulin geworden. Der Energie-spender Traubenzucker (Glucose) gelangt nicht mehr in die Organe und reichert sich im Blut an, mit nachteiligen Folgen für den Organismus. Bei stillenden Frauen lässt sich das Umgekehrte beobachten. Ihr Körper reagiert empfindlicher auf Insulin, die Glucose gelangt leichter in die Zellen.

Deshalb lag die Vermutung nahe, dass Stillen das Dia-betesrisiko senkt. Die Studie der Harvard-Forscher, für die immerhin die Daten von mehr als 150 000 Frauen ausge-wertet wurden, hat diese Erwartung bestätigt. Allerdings hält der günstige Effekt auf den Blutzucker nicht lebenslänglich an, sondern schwindet nach etwa 15 Jahren. Stillen schützt also Frauen in jungen und mittleren Jahren vor Diabetes. Die genaue körperliche Ursache für diesen Prozess ist noch unbekannt.

»Das Schöne ist, dass das Stillen keine Nachteile hat«, sagt Alison Stuebe, die Leiterin der Studie. »Es ist ganz eindeutig gut für die Babys, und unsere und andere Untersuchungen deuten darauf hin, dass es auch für die Mütter Vorteile hat.« Schon vor drei Jahren hatte eine britische Studie zudem ergeben, dass langes Stillen und viele Kinder das Brustkrebsrisiko senken. Und es macht Mütter unempfindlicher gegen Stress, wie kanadische Forscher vor kurzem herausfanden.

Vielleicht sind diese Ergebnisse ein Grund für Mütter, länger zu stillen. Denn hierzulande haben es die Frauen eilig. Nur etwa jede zehnte gibt ihrem Baby bis zum sechsten Monat die Brust. Innerhalb des ersten Lebensjahres werden dann 99 Prozent aller Kinder abgestillt. Es bleibt also noch einiges an Überzeugungsarbeit zu leisten. Und bei allen guten gesundheitlichen Gründen für das Stillen sollte man den wichtigsten nicht aus den Augen verlieren: Stillen macht glücklich, und zwar Mutter und Kind.

Futter fürs Hirn

Von Blaubeeren, Granatäpfeln, Lachs und Schokolade

Etwas Nervennahrung gefällig? In den USA haben die Mediziner Steven Pratt und Ann Kulze Sachbücher über Nahrungsmittel geschrieben, mit denen man lange gesund

und geistig fit bleiben und gaaanz alt werden soll. Mit einem Wort: »superfoods«, besonders gesundes Essen.

Natürlich gehört Schokolade dazu, die Nervennahrung schlechthin. Am besten dunkel und wegen des Fett- und Zuckergehalts nur in Maßen genossen. Sie hebt Stimmung und Konzentration und enthält zudem Antioxidantien. Die fangen chemisch aggressive Stoffwechselprodukte namens Radikale in den Zellen ab. In die gleiche Kategorie gehört frisch gebrühter Tee, anregend durch seinen Koffeingehalt. Auch er enthält »Radikalenfänger« namens Katechine.

»Superfrüchte« sind nach Meinung von Pratt und Kulze Blaubeeren und Granatäpfel. Pratt verweist auf Studien, nach denen Blaubeeren das Lernen und die Geschicklichkeit alternder Ratten verbesserten, sie gewissermaßen geistig verjüngten. Sein Tipp: eine Tasse Blaubeeren am Tag. Granatapfelsaft schützt laut Kulze das Gehirn vor freien Radikalen. Ähnliches gilt für Zitrusfrüchte und »buntes« Gemüse wie Tomaten und Paprika – je farbiger, desto besser für den Geist. Sie alle sollen Radikale in Schach halten – was sonst!

Gesund fürs Hirn, aber auch für Herz und Muskeln sind die Omega-3-Fettsäuren, die reichlich in Seefisch enthalten sind, also in Lachs, Makrele, Hering sowie in Raps- und Walnussöl. Nüsse und Körner empfiehlt Pratt wegen ihres Vitamin-E-Gehalts. Der soll den geistigen Abbau im Alter bremsen. Avocados kommen wegen ihres Gehalts an gesunden einfach ungesättigten Fetten auf die Liste (Motto: Gut für die Durchblutung, also gut fürs Gehirn). Hülsenfrüchte wie Linsen dienen als Energielieferanten.

Diesseits des Atlantiks sieht man die Dinge allerdings etwas nüchterner. »Solche Empfehlungen enthalten sicher einen wahren Kern, aber man sollte sich vor zu weitreichenden Heilsversprechen hüten«, sagt Susanne Klaus vom Deutschen Institut für Ernährungsforschung in Rehbrücke. Zum Beispiel Antioxidantien: Mehr hilft nicht unbedingt mehr, ja, kann sogar schaden, wie im Fall des Vitamins E. Und die vielgescholtenen aggressiven Sauerstoffradikale sind nicht nur schädlich. Der Körper braucht sie auch, um Krankheitserreger zu bekämpfen. Zudem sind die so häufig zitierten Tierversuche nicht ohne weiteres auf den Menschen übertragbar. Schließlich: Wer sich nur von Bratwurst und Pommes ernährt, dem ist auch durch eine Tasse Blaubeeren zusätzlich nicht zu helfen. Essen ist ein Gesamtkunstwerk. Je vielfältiger die Komposition, desto besser.

Das alles spricht nicht gegen das Superfutter, gegen Blaubeeren, Lachs und ein Stück bittere Schokolade. Aber Wunder kann man auch nicht erwarten. Die Wirklichkeit ist komplizierter. Das Geheimnis der geistigen Fitness ist eine Nuss, an der die Ernährungswissenschaft noch lange zu knacken haben wird.

Kleine Grüntee-Chemie

Das Geheimnis eines Modegetränks

Wenn die Abende länger werden und draußen Dunkelheit und Nässe regieren, sollte man es sich gemütlich machen. Nichts passt dazu besser als eine Tasse Tee (oder ein Glas Rotwein, aber davon soll hier nicht die Rede sein). Wie wäre es mit grünem Tee? »Grasig bis heuartig, meist leicht nach Blüten duftend, aber auch mit Aromen, die an Pfirsich oder Zitrone erinnern«, so umschreibt der Kollege Restaurantkritiker den Geschmack des grünen Tees.

Schön gesagt! Grüner Tee ist ein echtes Modegetränk geworden, es gibt ihn schon in allen möglichen Geschmacksrichtungen im Supermarkt. Mir schmeckt er eher fade, weshalb ich fermentierten Schwarztee vorziehe. Aber um Vorlieben soll's hier nicht gehen, sondern um Gesundheit. Und für die hat der grüne Tee einiges zu bieten. Er soll gegen Mundgeruch helfen, in Zahnpasta Bakterien bekämpfen, die Gefahr von Herzleiden senken oder in einer Hautlotion vor Krebs schützen. All das sagt man ihm nach, und für einige dieser Behauptungen gibt es auch ernsthafte Hinweise, wenn auch nicht immer Beweise.

Die gesundheitsfördernden Effekte werden auf seinen Gehalt an Antioxidantien zurückgeführt. Das sind Substanzen, die Zellschäden verursachende aggressive chemische Verbindungen abpuffern können. Als Beispiel eine Studie des Krebszentrums von Arizona in den USA: Das Testobjekt waren Raucher. Gemessen wurde ein Stoff im Urin, der auf Erbschäden hindeutet. Die Substanz mit dem Kürzel 8-OHdG entsteht, wenn sich aggressive Sauerstoff-Moleküle an der Erbsubstanz zu schaffen machen. Je mehr 8-OHdG im Urin, desto größer die Schäden an der Erbsubstanz und das Krebsrisiko, dem ja bekanntlich Raucher besonders ausgesetzt sind. Ergebnis der Studie: Raucher, die grünen Tee tranken, hatten fast ein Drittel weniger von dem verdächtigen Stoff im Urin als solche, die Schwarztee oder überhaupt keinen Tee tranken.

»Grüner Tee könnte Ihr Leben verlängern, weil er Herzkrankheiten und Schlaganfälle verringert«, sagt Shinichi Kuriyama von der Tohoku-Universität im japanischen Sendai. Er hat über elf Jahre beobachtet, wie sich der

Teekonsum auf die Gesundheit von 40 000 Japanern auswirkte. Ergebnis: Frauen, die fünf oder mehr Tassen grünen Tee am Tag tranken, hatten fast um ein Drittel weniger Herzleiden als Frauen, die eine Tasse oder weniger konsumierten. Bei Männern sank das Risiko für Herzleiden um gut ein Fünftel. Klingt überzeugend, ist aber streng genommen noch kein Beweis. Wissenschaftler sprechen von einer Assoziation: Etwas hängt zusammen, aber ob dieser Zusammenhang auf Ursache und Wirkung beruht, ist noch unklar.

Noch mal Japan, noch mal Shinichi Kuriyama: Er testete 1000 über 70-jährige Japaner auf ihre geistige Fitness und notierte zudem, wie viel Tee die älteren Herrschaften tranken. Auch hier ein günstiges Ergebnis. Wer von den Senioren täglich zwei Tassen oder mehr grünen Tee trank, senkte sein Risiko für beginnende Geistesschwäche um die Hälfte – verglichen mit Teemuffeln. Wer vier- bis sechsmal pro Woche ein Tässchen trank, kann mit fast 40 Prozent weniger Symptomen für mentalen Abbau immer noch recht gut weg. Aber auch für diese Untersuchung gilt: Es handelt sich um einen Zusammenhang, nicht um einen Beweis. Der wäre erst erbracht, wenn mehrere Gruppen von Versuchspersonen jeweils verschiedene Mengen Tee trinken würden und man dann nachschauen würde, wie der Tee ihren Geisteszustand beeinflusst. Es kann nämlich zum Beispiel auch sein, dass die mit dem Teetrinken in Japan oft verbundene Geselligkeit das Oberstübchen auf Vordermann bringt.

Unterdessen arbeiten Forscher an verbessertem grünem Tee in Pillenform. Die duften zwar wahrscheinlich nicht mehr nach Pfirsich und Zitrus, aber sollen den medizinisch wirksamen Inhaltsstoff EGCG in chemisch verbesserter und konzentrierter Form enthalten. EGCG knipst einen molekularen Schalter in der Zellmembran aus, von dem man wiederum annimmt, dass er krebsverdächtige Gene mit Strom versorgt. Möglicherweise hilft EGCG auch dem Geist auf die Sprünge.

Bis es aber so weit ist mit den Teepillen, trinken wir erst mal noch ein Tässchen. Dazu gibt es englische Ingwerkekse. Passt ebenfalls hervorragend zum Herbst und ist gesund dazu. Denn auch Gingerol, der Aromastoff der Ingwerwurzel, ist als Krebsbremse im Gespräch. Bei Mäusen hemmt Gingerol Darmkrebs, fanden Forscher heraus. Vielleicht ja auch bei uns. Übrigens: Eine Tasse grüner Tee enthält knapp halb so viel Koffein wie Kaffee. Macht wach, hält wach. Daran sollte man denken, wenn man ihn abends trinkt.

Halbbittere Medizin
Schokolade senkt den Blutdruck

Etwa jeder dritte Erwachsene in Deutschland hat hohen Blutdruck. Der Blutdruck sinkt, wenn man seinen Lebensstil ändert – mehr Bewegung, viel Obst und Gemüse, Abnehmen bei Übergewicht und weniger Kochsalz. Schmeckt nicht jedem. Aber wie wäre es mit einem Stückchen dunkler Schokolade?

Ja, tatsächlich. Ein Häppchen bittere Schokolade nach dem Abendessen senkt den Blutdruck. Das ergab eine gründliche Studie des Pharmakologen Dirk Taubert von der Universität Köln und seiner Mitarbeiter. Taubert bestätigt damit andere Untersuchungen – mit einem Unterschied. Seiner Studie zufolge genügt täglich ein sechs Gramm schweres Stück Schokolade, um den Blutdruck zumindest ein wenig zu senken. Bei früheren Studien aßen die menschlichen Versuchskaninchen zum Teil deutlich mehr Schokolade und riskierten damit Zucker, Fett und eine Menge Kalorien als »Nebenwirkungen«.

Taubert gab 44 Männern und Frauen zwischen 56 und 73 mit noch normalem oder leicht erhöhtem Blutdruck 18 Wochen lang entweder ein Stück halbbittere Schokolade (Kakaogehalt 50 Prozent) oder weiße Schokolade. Die enthält zwar Kakaobutter, aber keinen »Wirkstoff« in Form von dunkler Kakaomasse. In der Halbbitter-Gruppe ging der Blutdruck in den nächsten Wochen kontinuierlich zurück, der obere Wert um fast drei, der untere um knapp zwei Punkte. Bei den Essern der weißen Schokolade tat sich nichts.

Drei Punkte auf der Blutdruck-Messskala beim oberen Wert, zwei beim unteren – das klingt nicht besonders viel. Aber bei den Versuchspersonen sank damit der Anteil derjenigen, die hohen Blutdruck haben, von 86 auf 68 Prozent. »Betrachtet man eine ganze Bevölkerung, würde die Senkung des oberen, systolischen Blutdruckwertes um drei Punkte das Risiko, an einem Schlaganfall zu sterben, um acht Prozent verringern. Die Sterblichkeit durch Herzattacken würde um fünf Prozent sinken und die Gesamtsterblichkeit um vier Prozent«, schreiben Taubert und Kollegen im Fachblatt JAMA. Kleine Dosis, großer Effekt. Nebenwirkungen: keine. Ein Stück Schokolade hat gerade mal 30 Kalorien.

Preisfrage: Wenn ich nun vier Stück Schokolade esse, hat das dann auch die vierfache Wirkung? Da ist Taubert skeptisch: »Dann werden die günstigen Effekte durch Gewichtszunahme aufgehoben – zu viele Pfunde erhöhen ihrerseits den Blutdruck.« Schade!

Der blutdrucksenkende Effekt kommt vermutlich von Flavonoiden, gesunden Pflanzenfarbstoffen, die sich zu Hunderten im Kakao tummeln. Sie regen die Bildung von Stickstoffoxid in den Blutgefäßen an. Das weitet die Adern und lässt den Druck sinken.

Vielleicht kommt eines Tages die Kakaopille? »Höchst interessant«, meint Taubert. Bis es aber so weit ist, begnügen wir uns gern mit Schokolade.

In die gleiche Richtung geht eine Untersuchung niederländischer Forscher, deren Ergebnisse zuvor in den ARCHIVES OF INTERNAL MEDICINE veröffentlicht wurden. Die Wissenschaftler untersuchten und befragten 470 Männer im Alter zwischen 65 und 84 und teilten sie in drei Gruppen ein. Die eine aß gar keine, die zweite ein wenig und die dritte viel Kakaoprodukte (meistens Schokoladentafeln oder Schokoriegel). 15 Jahre lang blieben die Wissenschaftler den Männern auf den Fersen, und am Ende stand fest: Je mehr Schokolade die Männer aßen, desto niedriger war ihr Blutdruck und desto geringer das Risiko, an einem Herz-Kreislauf-Leiden zu sterben. Männer, die viel Schokolade naschten, hatten sogar ein um die Hälfte geringeres Risiko als Kakao-Verächter.

Auch hier gilt: Nicht gleich auf in den Supermarkt, Richtung Süßwarenabteilung. Denn zum einen kann es sein, dass das günstige Ergebnis der Kakao-Studie teilweise durch Begleitumstände bewirkt wurde, etwa, dass die Naschkatzen sich allgemein besser ernährten und gesünder lebten. Und zum anderen ist Schokoladengenuss nur in Maßen sinnvoll – ansonsten macht Schokolade schlichtweg dick.

Gesunde Mehlspeise

Wie Folsäure dem Körper nützt

Die Behauptung, in Deutschland herrsche Vitaminmangel, erscheint weit hergeholt. Ein Land des Überflusses und des Übergewichts, in dem es an lebenswichtigen Nährstoffen fehlt? Nicht die Hersteller einschlägiger Pillen und Brausetabletten beschwören das Vitamindefizit herauf – es ist die durchaus unverdächtige, nicht zu Übertreibungen neigende Deutsche Gesellschaft für Ernährung. Die Rede ist von Folsäure oder Folat, ein Vitamin der B-Gruppe.

»Fast alle Deutschen nehmen über die Nahrung zu wenig Folat auf«, haben die Ernährungsexperten festgestellt. Mangel an Folsäure kann Blutarmut hervorrufen und bei der Entwicklung des Embryos zu einem offenen Rücken (Spina bifida) führen. Folsäure senkt den Gehalt der Aminosäure Homocystein im Blut. Weil Homocystein als Risikofaktor für Gefäßverkalkung (Arteriosklerose) gilt, ist ein günstiger Einfluss von Folsäure auf Gefäßleiden nicht unwahrscheinlich. Folsäure ist in Obst, Gemüse und Vollkornprodukten enthalten. Aber weil wir uns nun einmal nicht so rundum gesund ernähren, wie wir eigentlich sollten, nehmen wir nur gut die Hälfte der Folsäure auf, die gut für uns wäre.

Die Deutsche Gesellschaft für Ernährung schlägt deshalb vor, Folsäure im Mehl anzureichern. Damit würde rund die Hälfte der empfohlenen Tagesmenge von 400 Mikrogramm gedeckt. Zwischen 200 und 800 Fälle von offenem Rücken ließen sich auf diese Weise verhindern, schätzt die DGE. Gegenüber den gesundheitlichen Vorteilen seien mögliche Gesundheitsgefährdungen zu vernachlässigen, meinen die Wissenschaftler.

Gute Erfahrungen haben die USA und Kanada mit der seit 1998 verpflichtenden Anreicherung von Folsäure im Mehl gemacht. Die Zahl der Ungeborenen mit offenem Rücken oder ähnlichen Fehlbildungen ist dort seitdem je nach Region um ein Viertel (USA) bis zu fast 80 Prozent (Neufundland) zurückgegangen. Und nicht nur das: In den Jahren 1998 bis 2002 wurde registriert, dass die Sterblichkeit durch Schlaganfälle zurückging – anders als in England und Wales, wo keine Anreicherung erfolgt. Das ist noch kein endgültiger Beweis, aber einiges spricht für einen Zusammenhang.

Der günstige Einfluss der Folsäure auf das Schlaganfallrisiko belegt eine Studie, die Xiaobin Wang von der Northwestern University Feinberg School of Medicine in Chicago im Fachblatt *Lancet* veröffentlichte. Wer zusätzlich zur normalen Ernährung Folsäure einnimmt, kann danach sein Schlaganfallrisiko um knapp ein Fünftel senken. Der günstige Effekt der Folsäuretabletten wurde vor allem dort beobachtet, wo keine Anreicherung im Mehl erfolgt. Wo bereits angereichert wird, konnte die Folsäurepille nichts mehr bewirken. Das gesundheitsfördernde Potential war ausgeschöpft. »Auch beim Schlaganfall könnte sich ein Nutzen durch die Anreicherung des Mehls mit Folsäure ergeben«, sagt die Ernährungswissenschaftlerin Anja Brönstrup von der DGE. Als erstes Land der EU hat sich Irland dafür entschieden. Zeit, dass das Thema auch bei uns auf die Tagesordnung kommt.

Bis es so weit ist, sollten Frauen, die schwanger werden wollen, mit Folsäuretabletten selbständig das Risiko für einen offenen Rücken bei ihrem Nachwuchs senken. Der Grund liegt darin, dass Behinderungen wie der offene Rücken bereits in den ersten vier Schwangerschaftswochen beim Ungeborenen entstehen. Das ist die Zeit, in der Gehirn und Rückenmark sich ausbilden und der Rückenmarkskanal sich schließen muss. In diesen ersten Wochen der Schwangerschaft, in denen bereits so viel Entscheidendes bei der Organentwicklung geschieht, wissen die Frauen oft noch gar nichts von ihrem Schwangerschaftsglück. Wenn der Teststreifen positiv ausfällt, kann es schon zu spät sein. Deshalb sollten sie vorbeugen.

Der Brokkoli-Faktor

Ein Trendgemüse als Krebsbremse

Brokkoli! Das typische deutsche Trendgemüse der achtziger, neunziger Jahre. So nennt es der Berliner Autor Harald Martenstein. Der bleiche Blumenkohl, längst im Schatten seines grünen Bruders, schmeckt eigentlich besser, weil aromatischer.

Aber die Brokkoli-Forschung ist tatsächlich sehr fruchtbar. Kaum ein Gemüse scheint ähnlich intensiv untersucht zu werden. So haben amerikanische Forscher festgestellt, dass wöchentlich genossener Brokkoli das Blasenkrebsrisiko bei Männern um 44 Prozent senkt. Sie gingen der Sache nach und fanden in Reagenzglasversuchen heraus, dass ganz bestimmte Inhaltsstoffe des Brokkoli mit Namen Isothiocyanate als Krebsbremse funktionieren könnten.

Genau genommen enthält der Brokkoli vor allem die Vorstufe der Isothiocyanate, die Glucosinolate heißen. Das sind scharfe, schwefelhaltige Bestandteile vieler Kohlsorten. Glucosinolate dienen der Pflanze zur Abwehr von Mikroorganismen. Beim Zerkleinern des Brokkoli oder beim Verdauen entstehen dann aus ihnen die nützlichen Isothiocyanate. Diese Verbindungen bremsen das Wachstum bestimmter Krebszellen, fanden Steven Schwartz von der Staatsuniversität von Ohio und seine Mitarbeiter heraus. Ähnlich nützliche Effekte bei der Hemmung von Krebs registrierten Forscher bei zwei anderen Abbauprodukten der Glucosinolate namens Sulforaphan und Diindolmethan.

Es wäre allerdings ein bisschen naiv, anzunehmen, dass die Natur uns mit Brokkoli eine Art Antikrebsmittel aufgetischt hätte. Ganz so einfach ist es auch wieder nicht. Viele der natürlich in Pflanzen vorkommenden chemisch aktiven Verbindungen haben diese im Laufe der Evolution entwickelt, um sich gegen Angreifer zur Wehr zu setzen. Schließlich kann der Brokkoli vor seinen Fressfeinden nicht weglaufen! Zu den Schutzstoffen für die Pflanze gehören eben auch die Glucosinolate. Diese Verbindungen können nützlich sein, aber sie haben auch Nachteile. Isothiocyanate zum Beispiel begünstigen die Kropfbildung. Zudem ist von ihnen bekannt, dass sie Tumore nicht nur bremsen, sondern auch fördern können. Dieser Effekt ist jedoch geringer. Das Beispiel zeigt, dass alles zwei Seiten hat – auch der gesunde Brokkoli.

Apropos gesund: Natürlich enthält Brokkoli nicht nur alle möglichen pflanzlichen Chemikalien, sondern auch viele Mineralstoffe wie Kalzium und reichlich Vitamine. Der US-Gesundheitsexperte Steven Pratt hat Brokkoli folglich auch zu einem von 14 »Supernahrungsmitteln« erhoben, zusammen mit Bohnen, Blaubeeren, Hafer, Orangen, Kürbis, Lachs, Soja, Spinat, Tee, Tomaten, Pute, Walnüssen und Joghurt.

Noch ein Tässchen?

Triumph der Kaffeetanten

Vermutlich gibt es kaum etwas Besseres als einen Becher Kaffee. Heiß, stark, mit etwas Milch. Morgens, wenn der Tag noch jung ist und die Sonne lacht, oder am Nachmittag, wenn der Geist schon ein wenig erlahmt ist und frischen Schwung braucht.

Das klingt ein bisschen arg nach Reklame? Keine Angst, es kommt noch besser. Forscher der amerikanischen Harvard-Universität haben festgestellt, dass Kaffee das Risiko für Typ-2-Diabetes, den Alterszucker, ganz erheblich senken kann. Und das nicht nur in der Theorie, sondern bei wirklichen Menschen.

Die Wissenschaftler fragten in zwei großen Studien mit mehr als 40 000 Männern und 85 000 Frauen den Kaffeekonsum und den Gesundheitszustand ab. Eine gewaltige Zahl.

Das Ergebnis war eindeutig: Männer, die sechs oder mehr Tassen Kaffee am Tag tranken, hatten ein um mehr als die Hälfte verringertes Risiko für Alterszucker. Wer vier bis sechs Tassen trank, senkte es um rund 30 Prozent. Ähnliches galt für Frauen: Ab vier Tassen sank das Risiko um 30 Prozent. Mehr war allerdings nicht drin, auch wenn die Frauen mehr Kaffee tranken. Der Effekt von entkoffeiniertem Kaffee war geringer. Und: Tee brachte gar nichts.

Für die Wissenschaftler bedeutete das eine echte Überraschung. Eigentlich waren sie nämlich angetreten, um eine holländische Studie zu widerlegen. Die war zuvor zu dem gleichen günstigen Ergebnis gekommen. Inzwischen gibt es weitere Untersuchungen, die den Anti-Diabetes-

Effekt von Kaffee bestätigen. Er geht vermutlich auf die darin enthaltenen Antioxidantien zurück.

Antioxidantien schützen unsere Zellen vor Schäden durch besonders aggressive Sauerstoffmoleküle, chemische Radikale genannt. Damit bewahren sie den Körper möglicherweise vor etlichen Krankheiten, vor Entzündungen, Gefäßschäden, vorzeitigem Altern, ja sogar vor Krebs. Der US-Chemiker Joe Vinson von der Universität von Scranton hat festgestellt, dass die Hauptquelle für Antioxidantien nicht etwa Grünzeug ist, sondern Kaffee! Vinson analysierte den Gehalt an zellschützenden Polyphenolen im Kaffee und rechnete ihn auf einen täglichen Konsum von etwa zwei Tassen Kaffee um. Das Ergebnis war eindeutig. Der Durchschnittsamerikaner (und man wird die Ergebnisse wohl weitgehend auf Deutschland übertragen können) nimmt über den Kaffee täglich 1,3 Gramm Antioxidantien zu sich. Zum Vergleich: Tee 0,3 Gramm, Bananen 0,08 Gramm, Äpfel 0,04 Gramm und Tomaten 0,03 Gramm. Außerdem zeigte sich, dass Kaffee deutlich »antioxidativer« ist als Kakao und grüner, schwarzer oder Kräutertee. Übrigens erhöht das Rösten des Kaffees den Gehalt an Antioxidantien dramatisch. Schwarz oder mit Milch, mit oder ohne Koffein – das spielt indes (zumindest in diesem Fall) keine Rolle.

Zeit, ein wenig Wasser in den Kaffee zu schütten (aber nur ein wenig). Entscheidend ist, was von den Antioxidantien auch im Körper ankommt und hier segensreich wirkt. Das ist noch nicht ausreichend erforscht. Zudem erhöht Kaffee den Puls und den Blutdruck, kann einen zittrig machen und Magenschmerzen verursachen. Auch der Kaffee-Experte Vinson rät daher nur zu maßvollem Genuss und fordert vor allem dazu auf, Obst und Gemüse nicht zu vergessen. Die enthalten nämlich nicht nur zell-schützende Substanzen, sondern auch Vitamine, Ballast-stoffe und Mineralien. Nein, den Apfel und die Tomate kann der Kaffee nicht ersetzen.

Aber es gibt durchaus noch mehr Positives über ihn zu berichten. Andere Studien haben Hinweise darauf gelie-fert, dass Kaffee das Risiko für die Parkinson-Krankheit (Schüttellähmung), Darmkrebs, Gallensteine und eine Schrumpfleber (Zirrhose) verringert. Das im Kaffee ent-haltene Koffein lindert außerdem Kopfschmerzen und sti-muliert bekanntlich unsere kleinen grauen Zellen.

Und schließlich: Die alte Annahme, dass Kaffee den Körper austrocknet, ist so nicht zutreffend. Kaffee zählt in unserer Flüssigkeitsbilanz durchaus mit. Günstig dabei ist, dass schwarzer Kaffee keine Kalorien enthält. Auch wer ihn mit fettarmer Milch trinkt, hält seine Energiebi-lanz schlank.

»Da können wir doch glatt alle Fitnessprogramme ver-gessen, uns vor den Fernseher setzen und den ganzen Tag Kaffee trinken«, scherzte Frank Hu von der Harvard School of Public Health, einer der beteiligten Wissenschaftler an der Diabetes-Studie. Nicht ganz, natürlich. Schließlich gilt für den Kaffee wie für so viele andere Genüsse des Le-bens, dass man es nicht übertreiben sollte. In Maßen aber birgt er keine Risiken. Wer es übertreibt, muss wegen des Koffeins mit Schlaflosigkeit, Angstgefühlen und vorüber-gehend erhöhtem Blutdruck rechnen. Aber ein paar Tas-sen täglich kann man sich ruhig gönnen.

KAPITEL 5

Von Krebs bis Diabetes:
Wie die moderne Medizin helfen kann

Lebend Leben spenden

Neue Wege der Organtransplantation

Am 24. Juni 2005 hat Niki Lauda zum zweiten Mal eine Niere transplantiert bekommen. Seine Lebensgefährtin Birgit Wetzinger spendete sie dem ehemaligen Rennfahrer, dessen Nieren nach einer Entzündung nicht mehr arbeiteten. Schon 1997 hatte Laudas Bruder Florian ihm eine seiner Nieren geschenkt, und nun war es Zeit für eine neue. Einige Wochen vorher hatte Österreichs Altbundeskanzler Franz Vranitzky seiner Frau Christine ebenfalls eine Niere gespendet.

Lebendspende heißt dieses tatsächlich lebensrettende Geschenk, bei dem nahe Freunde oder Angehörige Kranken ein Organ von sich »abgeben« – meist eine Niere, seltener ein Stück von der Leber. Voraussetzung ist, dass die Blutgruppen von verpflanztem Organ und Empfänger verträglich sind.

Die Lebendspende vermag Kranken neue Hoffnung zu geben. »Etwa 12000 Menschen warten auf eine Niere, aber pro Jahr bekommen nur gut 2000 von ihnen eine«, so Markus Giessing, Urologe am Berliner Universitätsklinikum

Charité. 2004 stammte etwa jede fünfte Niere von einem Lebendspender. Gäbe es diese nicht, würde die Zahl der Nierentransplantationen deutlich geringer ausfallen.

»Die Lebendspende hat bessere Ergebnisse, als wenn man die Niere eines Toten einpflanzt«, erklärt Giessing. Das Organ ist besser in Schuss, die Operation lässt sich planen und die gespendete Niere ist nur kurze Zeit außerhalb eines Körpers.

Trotz der Selbstlosigkeit der Spender – der Mangel an Organen bleibt. Eine Möglichkeit, ihm zu begegnen, liegt darin, größere Risiken für den Empfänger in Kauf zu nehmen und auch solche Organe zu verpflanzen, bei denen die Blutgruppen eigentlich nicht verträglich sind. Aber es gibt noch einen anderen Weg.

Im amerikanischen Fachblatt JAMA berichten Ärzte der Johns-Hopkins-Universität in Baltimore von der »Überkreuz-Lebendspende«. Und die geht so: Ein potentieller Organempfänger hat einen Menschen, der ihm ein Organ spenden will, doch passen die Blutgruppen nicht zusammen. Der Empfänger hat zum Beispiel Blutgruppe A, der Spender B. Gibt es nun ein anderes Empfänger-Spender-Paar, bei dem das umgekehrt ist (Empfänger B, Spender A), so kann man die Nieren »über Kreuz« verpflanzen.

22 Patienten der Johns-Hopkins-Universitätsklinik kamen auf diese Weise zu neuen Organen. Alle Patienten überlebten, nur ein Spenderorgan versagte. Fazit der Mediziner: Die Überkreuz-Lebendspende könnte vielen Kranken helfen, die zwar einen potentiellen Spender haben, aber leider einen, der nicht zu ihnen passt.

In Deutschland gab es im Sommer 2005 die ersten Überkreuz-Lebendspenden. Juristisch gesehen war das heikel, weil das deutsche Transplantationsgesetz eine Lebendspende nur vorsieht, wenn Spender und Empfänger sich »in besonderer persönlicher Verbundenheit offenkundig nahestehen«. Wer Organe tauschen will, muss sich also kennen und schätzen lernen. Oder man ändert das Gesetz. Aber was Ärzten und Patienten recht wäre, muss Politikern noch lange nicht gefallen.

Erzwungenes Training

Wie man nach einem Schlaganfall wieder auf die Beine kommt

Ein Schlaganfall reißt einen mitten aus dem Alltag. Schlagartig ist nichts mehr so, wie es war. Lähmungen können vieles, was vorher selbstverständlich war, zur Schwerstarbeit machen. Vom Anziehen bis zum Essen, von der Körperpflege bis zum Laufen.

Ein Grund zum Fatalismus ist das jedoch nicht. Denn das Gehirn besitzt erstaunliche Fähigkeiten. Es kann sich erholen, auch wenn der Hirninfarkt einen Teil seiner Substanz zerstört hat. Eine große Rolle spielt dabei das richtige Training, wie ein amerikanisches Forscherteam unter Leitung von Steven Wolf von der Emory-Universität in Atlanta herausgefunden hat.

Die amerikanischen Reha-Experten verglichen ein Verfahren, das von dem Psychologen Edward Taub von der Universität von Alabama entwickelt wurde, mit herkömmlicher Behandlung bei Armlähmungen, also etwa Bewegungsübungen. Beim Taub'schen Training wird der gesunde Arm zunächst ruhig gestellt, zum Beispiel mit einem Fausthandschuh und einer Schlinge. Dann wird der gelähmte Arm trainiert, und zwar bis zu sechs Stunden täglich.

Die Mühe lohnt sich. Ein zweiwöchiges Intensivtraining, begonnen drei bis neun Monate nach dem Schlaganfall, verbesserte laut einer Studie in *Jama* die Beweglichkeit und die »Alltagstauglichkeit« des Arms nachhaltig. Noch ein Jahr später waren die Verbesserungen deutlich spürbarer als bei jenen Patienten, die nur die übliche Behandlung bekamen.

»Das ist eine kleine Revolution«, erklärt Andreas Luft vom Hertie-Institut für Klinische Hirnforschung an der Universität Tübingen. »Zum ersten Mal wurde der Erfolg eines Reha-Verfahrens wissenschaftlich nachgewiesen. Wäre dieses Schlaganfall-Training ein Medikament – es hätte nun die Zulassung bekommen.« Aber strenge Wirksamkeitstests, wie bei Arzneimitteln seit langem üblich, gibt es bei der Reha-Behandlung bisher nicht. So kommt es, dass viele Verfahren zur Behandlung von Schlaganfallopfern kein wissenschaftliches Prüfsiegel haben.

Das Taub'sche Training basiert auf Erkenntnissen der Hirnforschung. Aus Tierexperimenten weiß man, dass das Gehirn nach einer Armlähmung etwas Falsches lernt. Nämlich, den Arm nicht zu benutzen. Schaltet man dagegen den gesunden Arm aus und trainiert dafür den gelähmten Arm, kann dieser Prozess umgekehrt werden. Das Gehirn lernt wieder um, bildet neue Schaltkreise.

Luft plädiert nun dafür, das Taub'sche Training mehr als bisher in Rehazentren einzusetzen und weitere Verfahren zu testen. Die können vielleicht dort helfen, wo das »erzwungene Training« nach Taub seine Grenzen hat. Denn es versagt bei schweren Lähmungen und es erfordert Ausdauer. Jeder vierte Patient gab während des zweiwöchigen Trainings auf – eine ziemlich hohe Aussteigerrate.

Aber die Anstrengungen lohnen sich. »Die Lebensqualität verbessert sich enorm«, so Luft. »Die Möglichkeit, sich nach einem Schlaganfall zu erholen, ist viel besser als gedacht – man muss nur die Lernfähigkeit des Gehirns nutzen!«

Zucker unter Kontrolle

Moderne Diabetes-Behandlung verringert die Gefahr von Spätschäden

Häufigste Spätfolge der Zuckerkrankheit Diabetes sind Schäden an den Blutgefäßen. Denn bei Zuckerkranken zirkuliert mehr Traubenzucker (Glucose) im Blut. Die Glucose koppelt sich an Eiweißmoleküle und schädigt so kleine wie große Blutgefäße. Das führt zu typischen Diabetesschäden an Augennetzhaut, Nieren, Nerven und Füßen. Zudem treten Schlaganfälle und Herzinfarkte bei Zuckerkranken mindestens zehnmal häufiger auf als bei Gesunden der gleichen Altersgruppe.

Da liegt es nahe, den Blutzucker bei Diabetikern niedrig zu halten. Auf diese Weise müssten die Spätfolgen verringert werden können. Klingt plausibel, wurde aber noch nicht eindeutig bewiesen – bis vor kurzem. In einer Untersuchung bei Typ-1-Diabetikern sind Forscher der Nationalen Gesundheitsinstitute der USA dieser Frage nachgegangen. Typ-1-Diabetiker sind auf Insulin angewiesen, denn das Immunsystem zerstört jene Zellen der Bauchspeicheldrüse, die dieses blutzuckersenkende Hormon herstellen.

Das erste wichtige Ergebnis der amerikanischen Studie ist schon länger bekannt: Eine gute Kontrolle des Blutzuckers hilft gegen das Auftreten von Schäden an den kleinen Blutgefäßen an Netzhaut und Nieren. Was aber ist mit den großen Gefäßen in Herz und Hirn? Die Patienten der Studie wurden zwischen 1983 und 1993 behandelt, jeder Kranke durchschnittlich sechseinhalb Jahre, entweder mit intensiver Blutzuckerkontrolle und häufigeren Insulinspritzen oder mit weniger strenger Therapie. Heute zeigt sich: Die Jahre der Kontrolle zahlten sich später aus. Wie die Wissenschaftler im NEW ENGLAND JOURNAL OF MEDICINE berichten, senkte eine gute Blutzuckerkontrolle das Risiko von Herzinfarkt und Schlaganfall um 57 Prozent. Und das, obwohl die Behandlung mehr als ein Jahrzehnt zurücklag!

»Dieses Ergebnis bestätigt, wie wichtig es ist, dass die Zuckerkrankheit gut eingestellt ist. Eine intensive Blutzuckerkontrolle sollte beim Typ-1-Diabetes inzwischen Standard sein«, meint Matthias Pirlich, Internist am Berliner Uniklinikum Charité. Allerdings hat das Vorgehen seinen Preis: Denn es kann bedeuten, dass sich der Zuckerkranke viermal am Tag Insulin spritzen muss. Und es kommt leichter zu Unterzuckerungen, mit Schweißausbrüchen und Benommenheit bis hin zum Bewusstseinsverlust.

Zugleich hat die strenge Zuckerkontrolle den Patienten mehr Freiheit gebracht. »Der Diabetiker kann abends im Restaurant zuerst seinen Blutzucker messen, sich dann Insulin nach Maß spritzen und anschließend essen, was immer er möchte«, so Pirlich.

Etwas komplizierter ist die Situation beim viel häufigeren Typ-2-Diabetes, dem »Alterszucker«. Auch hier gilt, dass eine gute Blutzuckerkontrolle vor Schäden an Nerven, Nieren und Augen schützen kann. Ob auch Herzinfarkt und Schlaganfall verhütet werden können, ist dagegen noch nicht endgültig geklärt. Dafür lässt sich mit

Gewichtsabnahme, Ernährungsumstellung und viel Bewegung der Blutzucker oftmals ganz ohne Insulin wieder in normale Bahnen lenken.

Den Kabelbrand stoppen

Ein Wirkstoff aus einem chinesischen Pilz bremst die Multiple Sklerose

Isaria sinclairii ist ein blasses Geschöpf: ein weißer länglicher Pilz, der in der Traditionellen Chinesischen Medizin schon länger bekannt ist. Jetzt aber könnte das unscheinbare Gewächs zu unverhofftem Ruhm kommen. Denn Arzneiforscher haben aus einem Bestandteil des Pilzes den Wirkstoff Fingolimod abgeleitet. Der könnte sich bei der Behandlung des Nervenleidens Multiple Sklerose (MS) als sehr hilfreich erweisen. (Damit zeigt sich übrigens aufs Neue, dass viele der wirksamsten natürlichen Arzneimittel nicht mehr von den Pflanzen, sondern seit Beginn der Penicillin-Ära von den Pilzen herrühren.)

Aus bislang ungeklärter Ursache kommt es bei der MS zum »Kabelbrand«: Weiße Blutkörperchen (Lymphozyten) attackieren die Ummantelungen der Nervenfasern und zernagen sie. Deshalb können die Nerven nicht mehr richtig funktionieren. Lähmungen und andere Störungen sind die Folge.

Jahrzehntelang war man gegen das Fortschreiten der Krankheit weitgehend machtlos. Doch das hat sich geändert. »Bisher ist die MS nicht heilbar, aber sie ist besser zu behandeln«, sagt der Neurologe Reinhard Hohlfeld von der Münchner Ludwig-Maximilians-Universität. In den letzten zehn bis fünfzehn Jahren habe sich enorm viel getan. »Inzwischen ist eine Reihe von gut wirksamen Präparaten auf dem Markt, mit denen die Häufigkeit und Stärke der Krankheitsschübe verringert werden können.«

Fingolimod »bremst« die Lymphozyten und hält sie in den Lymphknoten fest – Haft als Selbstschutz. Denn die fehlgeleiteten Abwehrzellen können nun nicht mehr ins Gehirn wandern und hier das Nervengewebe attackieren. »Das Prinzip dieses Medikaments ist neuartig und schon beinahe genial«, sagt Klaus-Peter Wandinger, MS-Spezialist an der Berliner Uniklinik Charité. Wandinger glaubt dabei, dass die Hauptaufgabe der Lymphozyten, nämlich die Abwehr von Bakterien und Viren, durch das Mittel kaum beeinträchtigt wird. Der Kampf gegen Krankheitskeime spiele sich nämlich hauptsächlich in den Lymphknoten ab. »Trotzdem muss man das kontrollieren.«

In einer internationalen Untersuchung wurde Fingolimod inzwischen an rund 250 Patienten mit schubförmig verlaufender MS getestet. Die Zahl der Krankheitsherde im Gehirn war ebenso wie die der Krankheitsschübe deutlich niedriger als bei jenen Kranken, die statt des Wirkstoffs nur ein Scheinmedikament bekommen hatten. Die Untersuchung, die im New England Journal of Medicine veröffentlicht wurde, zeigt, dass das Mittel im Prinzip funktioniert. Nun muss es sich in einer großen Studie bewähren, um zugelassen zu werden. Diese ist bereits angelaufen.

Ein wesentlicher Vorteil der Substanz gegenüber bisherigen Präparaten ist, dass sie nicht gespritzt, sondern in Tablettenform eingenommen werden kann. »Das wird den Markt verändern«, glaubt der Neurologe Wandinger. Bis zu einer möglichen Zulassung wird es jedoch noch Jahre dauern.

Abstumpfen gegen Multiple Sklerose

Neuer Ansatz: Eine »Impfung« gegen das Nervenleiden

Bei der Behandlung von Heuschnupfen hat sich die Hyposensibilisierung bewährt. Dabei wird der Körper systematisch abgestumpft, und zwar genau gegenüber dem Stoff, auf den er so empfindlich reagiert. Der von Heuschnupfen Geplagte wird also mit langsam ansteigender Dosis exakt an jene Gräserpollen gewöhnt, die ihm bis dahin Nase und Augen haben laufen bzw. tränen lassen. Die Hyposensibilisierung ist somit das genaue Gegenteil einer Impfung, bei der die Körperpolizei »scharfgemacht« wird. Sie ist eigentlich eine Art Anti-Impfung.

Die Frage liegt nahe: Funktioniert das Prinzip Abstumpfung auch bei anderen Krankheiten? Antwort: Ja, könnte sein. Jetzt haben kanadische Ärzte nach dem gleichen Grundsatz das bislang unheilbare Nervenleiden Multiple Sklerose (MS) behandelt. Die ersten Ergebnisse sind immerhin so vielversprechend, dass sie den Anti-Impfstoff nun bei einer größeren Zahl von Patienten erproben wollen.

Die Multiple Sklerose spielt sich an den Nervenfasern ab. Aus ungeklärter Ursache knabbern fehlgeleitete Zellen des Immunsystems die Umhüllungen der Nervenfasern an. Die Nerven können Signale nicht mehr richtig weiterleiten, es kann zu Problemen wie Sehstörungen, Lähmungen und Kribbeln oder anderen merkwürdigen Hautempfindungen kommen.

Die Forscher um Amit Bar-Or vom Neurologischen Institut Montreal entwickelten eine Behandlung, die auf dem Eiweiß Myelin gründet, wie sie im Fachblatt *Archives of Neurology* berichten. Myelin ist in den Umhüllungen der

Nerven enthalten und das Hauptziel der attackierenden Immunzellen. Sie spritzten in einer neunwöchigen Kur 30 Patienten mit MS die Erbinformation für Myelin insgesamt viermal in den Muskel. Die Erbsubstanz wird von den Muskelzellen aufgenommen, die nun beginnen, das Myelin nach diesem Bauplan herzustellen. Das soll die Körperabwehr besänftigen und ihre selbstzerstörerischen Angriffe auf die Nerven abschwächen. So wie Gräserpollen bei der Hyposensibilisierung.

Die kanadischen Ärzte konnten zeigen, dass das Immunsystem der MS-Kranken sich tatsächlich beruhigte und sich das Befinden besserte. Die Zahl der Immunzellen, die es auf Myelin abgesehen hatten, nahm ab, ebenso die Zahl und Größe der Krankheitsherde im Gehirn. Nebenwirkungen traten kaum auf.

Die Ergebnisse stimmen optimistisch, geben allerdings nur einen Trend an. Die Studie umfasste zu wenige Patienten, die außerdem nur für kurze Zeit behandelt wurden, um endgültige Aussagen über die Wirksamkeit der Genspritze machen zu können. Zudem haben andere Wissenschaftler zuvor versucht, Patienten gegen MS zu schützen, indem sie ihnen Myelin zu schlucken gaben. Diese Studien verliefen eher enttäuschend.

Nun soll die Behandlung bei 290 Patienten über zwölf Monate erprobt werden. Für den Fall, dass die Therapie erfolgreich ist, haben die Wissenschaftler bereits große Pläne. Denn es gibt etliche Krankheiten, die auf einen blinden Alarm des Immunsystems zurückzuführen sind, darunter bestimmte Formen der Zuckerkrankheit, von Rheuma und Muskelschwäche. Noch ist es ein Traum. Aber was wäre, wenn man eines Tages all diese Leiden mit ein paar Piksern unter die Haut kurieren könnte?

Therapie für Tagträumer

Was Hyperaktiven hilft – und warum gesunder Schlaf so wichtig ist

Philipp hampelt am Abendbrottisch, reißt die Tischdecke herunter und zerschlägt die Suppenterrine. Hans tagträumt vor sich hin, starrt in den Himmel und fällt ins Hafenbecken. Mit dem »Zappelphilipp« und dem »Hans Guck-in-die-Luft« hat der Arzt Heinrich Hofmann in seinem STRUWWELPETER (1845) als Erster die Haupttypen des Aufmerksamkeitsdefizit-Hyperaktivitäts-Syndroms (ADHS) beschrieben. Kinder mit ADHS sind impulsiv und ruhelos (Zappelphilipp) oder ablenkbar und unaufmerksam-verträumt (Guck-in-die-Luft).

Man kann sicher lange darüber debattieren, ob ADHS zu einer Modediagnose geworden ist und ob nicht zu viele Kinder deswegen mit Psychopharmaka behandelt werden, obwohl sie eher Zuneigung und Aufmerksamkeit bräuchten. Früher wurde das Problem mit dem Rohrstock therapiert oder in der Sonderschule – auch nicht besser. Aber darum soll es hier nicht gehen, sondern um eine in Amerika veröffentlichte Studie. Sie zeigt, dass die Therapie von ADHS auch noch nach Jahren erfolgreich ist. Man kann den Kindern durchaus helfen.

Die »MTA«-Untersuchung (Multimodal Treatment Study), an der knapp 600 Kinder im Alter von sieben bis zehn Jahren teilnahmen, dauerte drei Jahre. Verglichen wurde, wie gut konzentrationsfördernde Medikamente, Verhaltenstherapie und eine Art allgemeine Fürsorge in verschiedenen Kombinationen die Störung bessern konnten. »Im Großen und Ganzen geht es den Kindern sehr viel besser«, zog der Kinderpsychiater Peter Jensen von der

New Yorker Columbia-Universität Bilanz. Es gab noch Probleme, aber ernste Störungen hatten sich gegeben.

Doch nicht alles lief rund. In den ersten zwei Jahren war die Behandlung mit Methylphenidat (Arzneimittelname: Ritalin), das die Aufmerksamkeit fördern soll, allein oder kombiniert mit Verhaltenstherapie der allgemeinen Fürsorge überlegen. Aber nach drei Jahren hatte sich die Wirkung des Medikaments deutlich abgeschwächt, so dass zwischen den verschiedenen Gruppen der Kinder kaum noch Unterschiede bestanden. Eine Ursache für den Wirkungsverlust könnte eine zu niedrige Dosis des Medikaments sein, nimmt Jensen an. Die Wissenschaftler schauten sich die Kinder, die Medikamente nahmen, noch einmal genau an. Es stellte sich heraus, dass der Hälfte von ihnen die Arznei auch nach drei Jahren noch half. Bei einem Drittel wirkte das Mittel am Anfang schlecht, mit der Zeit aber besser. Und bei einer dritten Gruppe, etwa bei jedem siebten Kind, wurde die Wirkung allmählich schwächer. Ihnen half das Medikament letztlich nicht mehr und konnte abgesetzt werden.

Ein Nachteil der Behandlung ist, dass Methylphenidat das Körperwachstum zu Beginn der Behandlung ein wenig verzögert. Nach drei Jahren normalisiert sich das wieder, aber der Rückstand von etwa zwei Zentimetern Körpergröße wird nicht wieder aufgeholt. Auch Verhaltensstörungen, die häufiger bei Kindern mit ADHS auftreten – Diebstahl, Raufereien auf dem Schulhof, Drogenmissbrauch –, waren nicht ganz in den Griff zu bekommen. »Es gibt Verbesserungen, aber die Eltern dürfen nicht lockerlassen und müssen sich weiter intensiv um ihre Kinder kümmern«, sagt Benedetto Vitiello, einer der an der Untersuchung beteiligten Forscher.

In den letzten Jahren scheint es eine regelrechte Epidemie von ADHS-Fällen gegeben zu haben. Bei immer mehr Kindern wird die Störung festgestellt. Das hat mehrere Gründe. Einer könnte sein, dass man genauer hinschaut als früher, ein anderer, dass manche Kinder mit der Diagnose ADHS zu Unrecht etikettiert werden, weil es gerade »Mode« ist. Auch ein wachsender Leistungsdruck könnte Kinder auffälliger werden lassen.

Eine der Ursachen könnte aber auch sein, dass Kinder noch ihre Rachenmandeln haben. Ja, Sie haben richtig gelesen. Ärzte der Universität von Michigan haben nämlich Kinder mit ADHS wegen vergrößerter und entzündeter Rachenmandeln operiert, insgesamt 22. Ein Jahr später hatte nur noch die Hälfte von ihnen die Anzeichen der Verhaltensstörung.

Natürlich kann eine Mandeloperation ADHS nicht heilen. Aber vergrößerte Rachenmandeln und eine erschwerte Nasenatmung durch Schleimhautwucherungen (Adenoide, »Polypen«) können zu auffälligem Verhalten führen und den Weg zu der Störung ebnen. Weil die Kinder schlecht schlafen, schnarchen, Atemaussetzer haben und tagsüber erschöpft sind. Früher wurden die Rachenmandeln viel häufiger herausoperiert. Kann es sein, dass die heutige Zurückhaltung bei diesen Operationen dazu führt, dass ADHS häufiger wird?

Eine interessante These, findet der ADHS-Experte Michael Huss. »Natürlich ist diese Störung komplizierter, sie entsteht nicht einfach nur, weil man schlecht schläft«, meint Huss. Er hat Kinder mit ADHS im Schlaflabor untersucht und festgestellt, dass sie nicht selten eine »chaotische Schlafarchitektur« haben. »Oft springt ihr Gehirn sofort in die Traumphasen hinein.«

Trotzdem: Die Möglichkeit, ADHS mit einer Mandeloperation zu »behandeln«, ist nicht aus der Luft gegriffen. Denn das Zappelphilipp-Syndrom kann nicht nur eine, sondern viele Ursachen haben. Genetische Veranlagung, Störungen der Hirnentwicklung, Überforderung, gestörter Schlaf – all das kann einzeln oder in Kombination zu Aufmerksamkeitsproblemen, Unruhe und impulsivem Verhalten führen. Die Kinder erhalten die Diagnose ADHS nicht aufgrund bekannter Ursachen, sondern wegen ihrer Symptome.

»Wenn Sie ein Kind haben, das unaufmerksam, überaktiv oder müde ist, dann kann man vielleicht etwas dagegen tun, sofern es eine Schlafstörung hat«, sagt Ronald Chervin, einer der an der Studie beteiligten Forscher. »Eine unerkannte Schlafstörung ist nicht die Lösung aller Probleme für Kinder mit ADHS. Aber sie kann von Bedeutung sein.«

Gefäßstützen fürs Gehen

Bei der Schaufensterkrankheit helfen feine Drahtröhren

Man kann ihren Puls tasten, in der Leistenbeuge. Hier tritt die Arteria femoralis, die Oberschenkelschlagader, in das Bein. Zwischen zwei mächtigen Muskelgruppen verläuft sie durch den Oberschenkel und windet sich nach hinten, um sich als Arteria poplitea in die Kniekehle hineinzuschlängeln. Auf ihrem Weg hat sie viel auszuhalten. Ein Leben lang wird sie gezogen, gedrückt, gequetscht und verdreht.

Daran mag es liegen, dass die Oberschenkelschlagader viel häufiger als andere Beingefäße verkalkt. Die Folge einer verengten Schlagader sind Durchblutungsstörungen in den Beinen. Die schmerzen beim Laufen in der Wade oft nach kurzer Zeit. Wer darunter leidet, muss an jedem zweiten Schaufenster stehen bleiben – daher der Name Schaufensterkrankheit. Schreitet die Störung fort, werden die Füße blass und kalt, später kann Gewebe absterben. Im Klartext: Die Zehen werden schwarz.

Aber man kann etwas dagegen tun. Da sind zum einen die Risikofaktoren für Gefäßverkalkung, die bekämpft werden müssen. Aufhören mit dem Nikotin steht an erster Stelle (Raucherbein!), die Kontrolle der Zuckerkrankheit Diabetes an zweiter. Hoher Blutdruck und erhöhte Cholesterinwerte sollten gesenkt werden. Auch Bewegung und Medikamente können helfen, die Durchblutung zu verbessern. Diese Maßnahmen nützen doppelt, weil die Gefäßverkalkung meist den ganzen Körper betrifft. Wer die Schaufensterkrankheit hat, dem drohen auch Herz- und Hirninfarkt. Und wer seine Gefäßrisiken verringert, der tut etwas für Herz, Hirn und Beine gleichzeitig.

Wie am Herzen kann auch an den Beinen ein verengtes Blutgefäß mit einem aufblasbaren Ballon aufgedehnt werden. »Die Patienten können schlagartig besser laufen«, sagt Karl-Ludwig Schulte, Spezialist am Gefäßzentrum Berlin/Evangelisches Krankenhaus Königin Elisabeth Herzberge. Leider verengen sich die Gefäße oft wieder.

Österreichische Ärzte um Martin Schillinger von der Wiener Universitätsklinik gingen noch einen Schritt weiter. Sie setzten Patienten mit verengter Oberschenkelschlagader rund 13 Zentimeter lange röhrenförmige Gefäßstützen aus einer elastischen Nickel-Titan-Legierung ein. Danach verglichen die Forscher, ob diese »Stents« besser abschnitten als die Ballonbehandlung. Nach ei-

nem Jahr war das Ergebnis der Patienten mit den Gefäßstützen tatsächlich günstiger. Sie hatten weniger erneute
Gefäßverengungen und konnten weiter laufen als jene
Kranken, die »nur« mit dem Ballon behandelt worden waren.

»Diese Studie ist ein Schritt nach vorn«, kommentiert
Schulte. »Vor allem, weil lange Gefäßabschnitte behandelt wurden.« Aber noch ist nicht endgültig geklärt, wann
eine ausschließliche Ballon-, eine zusätzliche Stent-Be-
handlung oder gar eine Operation sinnvoll ist. Die Entscheidung hängt auch vom gefäßkranken Patienten ab:
»Wer einen Halbmarathon laufen will, bekommt auch einen Stent«, meint Schulte. Und lässt keinen Zweifel
daran, dass der Läufer sein Ziel erreichen wird.

Aspirin gegen Darmkrebs
Ein Schmerzmittel als Vorbeugung

Aspirin hilft nicht nur gegen Kopfschmerzen, sondern
beugt auch Darmkrebs vor. Zwei große britische Untersuchungen haben nämlich ergeben, dass Acetylsalicylsäure,
der Wirkstoff in Aspirin, das Darmkrebsrisiko um zwei
Drittel senken kann. Das berichten Enrico Flossmann und
Peter Rothwell von der Universität Oxford im Fachblatt
LANCET.

Angesichts der vielen Menschen, die jedes Jahr an dem
Tumor erkranken und sterben, ist das ein großer Schritt
nach vorn. Denn Darmkrebs ist der bösartige Tumor, an
dem in Deutschland die meisten Patienten sterben. 2005
waren es rund 29 000. Mit viel Bewegung, ausgewogener

Ernährung und normalem Körpergewicht kann man vorbeugen, und mittlerweile ist auch die Früherkennung mit Hilfe der Darmspiegelung ausgeweitet worden. Trotzdem bleibt dieser Tumor ein großes Gesundheitsproblem.

Eine Studie von Eric Jacobs von der amerikanischen Krebsgesellschaft mit knapp 150 000 Teilnehmern zeigt sogar, dass Aspirin das Krebsrisiko bei Mann und Frau ganz allgemein senkt – um rund 15 Prozent. Am stärksten ist der Effekt bei Darmkrebs, beobachtet wurde er aber auch bei Prostata- und Brustkrebs.

Leider hat die langfristige Einnahme von Aspirin ihre Schattenseiten. Zum einen muss das Mittel zur Darmkrebsvorbeugung über mindestens fünf Jahre geschluckt werden, und der Nutzen zeigt sich frühestens nach zehn Jahren. Zudem genügt anscheinend nicht die geringe Dosis, die für die Vorbeugung von Herzattacken ausreichend ist. (Herzkranke nehmen das Medikament, weil es verhindert, dass die Blutplättchen zusammenkleben und ein Pfropf in einem Herzgefäß entsteht.)

Während 100 Milligramm täglich zum Vorbeugen eines Herzinfarkts genügen, müssen es für die Krebsprophylaxe schon mindestens 300 Milligramm pro Tag sein oder mehr.

Womit wir bei den Nebenwirkungen des Langzeitgebrauchs wären, vor allem Magen-Darm-Beschwerden und Blutungen. Sie können lebensgefährlich, ja tödlich sein. Daher kann man Aspirin zur Krebsvorbeugung vorerst nicht empfehlen. Der Nutzen überwiegt nicht klar und deutlich die Risiken. Erst recht nicht, seit man mit der Darmspiegelung frühzeitig auffällige Veränderungen im Dickdarm erkennen kann.

Aber damit ist die Geschichte noch nicht zu Ende. Eine

weitere Studie vervollständigt das Bild. Sie stammt von Andrew Chan von der Harvard Medical School in Boston und seinem Team. Chan hat bei seiner Untersuchung, an der rund 130 000 Personen teilnahmen, festgestellt, dass Aspirin seinen Schutzeffekt im Darm nur bei ganz bestimmten Tumoren ausübt.

Es sind jene zwei Drittel der Darmkrebs-Formen, bei denen die Krebszellen ein für sie lebenswichtiges Eiweiß namens COX-2 herstellen. Aspirin blockiert die Bildung von COX-2 und dreht vielen Tumorzellen auf diese Weise den Hahn ab. Das ist ein wichtiger Fingerzeig für die Zukunft. Vielleicht gelingt es, ein Mittel zu entwickeln, das besser und mit weniger Nebenwirkungen als Aspirin gegen COX-2 – und damit gegen Darmkrebs – vorbeugt. Das Fundament ist gelegt.

Kampf den Tumorviren

Wie eine Impfung Gebärmutterhalskrebs vorbeugt

Seit September 2006 kann man sich als Frau in Deutschland gegen Gebärmutterhalskrebs impfen lassen. Gardasil heißt der Impfstoff des Herstellers MSD, der gegen menschliche Papillomaviren (HPV) schützen soll. Die beim Sex übertragenen Papillomaviren nisten sich in der Schleimhaut des Gebärmutterhalses ein und können hier Krebs verursachen.

Gardasil wappnet das Immunsystem gegen die HPV-Typen 16 und 18, die an 70 Prozent aller Fälle von Gebärmutterhalskrebs wesentlich beteiligt sind. Außerdem schützt der Impfstoff vor den HPV-Typen 6 und 11, die Ursache von hässlichen Warzen in der Genitalregion sind. Mit »Cervarix« des Herstellers GSK ist zudem seit Ende 2007 ein zweiter Impfstoff auf dem Markt. Experten empfehlen Mädchen und jungen Frauen zwischen 12 und 17, sich impfen zu lassen. Die Krankenkassen zahlen.

Zwei große Studien mit den sinnigen Namen »Future I« und »Future II« haben den Praxistest für Gardasil gemacht. Insgesamt nahmen fast 18 000 Frauen teil. Das Ergebnis drei Jahre nach der Impfung wurde im Fachblatt NEW ENGLAND JOURNAL OF MEDICINE veröffentlicht: Die Frauen waren zu 98 bis 100 Prozent vor dem Befall durch HPV 16 und 18 gefeit – ein fast perfekter Schutz. Vorstufen von Krebs am Gebärmutterhals, an denen HPV 16 oder 18 beteiligt waren, wurden damit praktisch vollständig unterdrückt; das Gleiche galt für Genitalwarzen. Zudem wurde die Impfung gut vertragen.

Allerdings gibt es zwei Einschränkungen. Zum einen schützt der Impfstoff eben nicht gegen alle krebserregenden HPV-Varianten, ein gewisses Risiko bleibt also bestehen. Zum anderen stellte sich heraus, dass die Impfung dann am besten vorbeugt, wenn sie vor einer Infektion mit dem Virus erfolgt. Das heißt auch: vor dem ersten Geschlechtsverkehr. Der Schutz schwindet deutlich, sobald Frauen bereits sexuelle Erfahrungen hatten und in vielen Fällen eben damit auch Kontakt mit HPV. Wenn man zum Beispiel bereits mit HPV 16 infiziert ist, wehrt die Impfung nur noch HPV 18 und HPV-bedingte Warzen ab.

Noch kann kein endgültiges Urteil über den Nutzen der Impfung gefällt werden. Die Entwicklung von Krebs ist meist ein längerer Prozess. Aber der HPV-Experte Andreas Kaufmann von der Berliner Charité ist optimistisch. Er weist auf die Hepatitis-B-Impfung hin, die in Südostasien den Leberkrebs zurückgedrängt hat. »Und das, obwohl dieser Impfstoff in erster Linie gegen eine virusbedingte Leberentzündung und nur indirekt gegen Krebs gerichtet ist«, sagt Kaufmann.

Es gibt noch einen weiteren Grund, durchaus optimistisch zu sein. Denn gemeinsam mit den »Future«-Studien wurde eine Untersuchung veröffentlicht, die HPV in Verbindung mit Krebs des Nasen-Rachenraums bringt. HPV könnte hier durch oralen Sex übertragen werden. Möglich, dass die Impfung auch solchen Tumoren vorbeugt.

Bleibt die Frage: Soll man seinen Sohn impfen lassen? Oder sich selbst, obwohl man ein Mann ist?

Es gibt prominente Fürsprecher der Impfung beider Geschlechter. Der bekannteste von ihnen ist der Krebsforscher Harald zur Hausen. Er hat wesentlich dazu beigetragen, die Gesundheitsgefahren durch Humane Papillomaviren aufzudecken, und die Impfung mit auf den Weg gebracht. »Ich kann keinen Grund erkennen, warum man Männer nicht impfen sollte«, hat der Forscher der Wochenzeitung DIE ZEIT verraten. Zur Hausen hofft, mit dem Schutz für beide Geschlechter die potentiell gefährlichen HPV-Typen 16 und 18 auszurotten.

Rechtfertigt dieses hehre Ziel das Impfen auch junger Männer? Es gibt Gründe, die dagegen sprechen. Der wichtigste ist, dass eine Impfung immer dem Betroffenen nutzen sollte. Aber Männer bekommen nun einmal keinen Gebärmutterhalskrebs. Der wesentliche Vorteil für sie liegt darin, dass die Impfspritze auch vor Genitalwarzen schützt. Allerdings ist der Schutz nicht mehr gegeben, wenn man bereits Genitalwarzen hat. Impfen beugt vor, kann eine bereits erfolgte Infektion jedoch nicht ungeschehen machen und eine Behandlung nicht ersetzen.

Abgesehen davon birgt jede Impfung Risiken, wenn auch meist geringe. Der HPV-Impfstoff wird offenbar gut vertragen. Über die Langzeitverträglichkeit ist aber noch nichts bekannt.

Und dann ist da noch das Geld. Die komplette Impfung kostet rund 450 Euro und muss möglicherweise nach einigen Jahren wiederholt werden. Das »Begleitimpfen« der jungen Männer dürfte also das Budget der Krankenkassen erheblich belasten, ohne dass das Ergebnis den Aufwand rechtfertigen würde.

Es ist also nicht verwunderlich, dass die Ständige Impfkommission den Schutz vor HPV bislang nur für Frauen empfiehlt. Im Moment ist die Impfung für das männliche Geschlecht ein »Kann«, kein »Muss«. Das mag sich ändern, wenn mehr Erfahrungen über die Wirksamkeit des Impfstoffs vorliegen und der immense Preis auf ein ziviles Niveau abgesunken ist.

Wider den heimtückischen Killer

Eierstockkrebs – hilft bald eine Impfung?

Eierstockkrebs ist eine tückische Krankheit. Der Tumor wächst im Stillen heran und ruft am Anfang keine Beschwerden hervor. Erst wenn er eine gewisse Größe erreicht hat, macht er sich bemerkbar. Gewichtsverlust, Übelkeit, ein geschwollener Bauch, Schmerzen im Beckenbereich, Probleme mit dem Stuhlgang oder dem Wasserlassen deuten dann auf Eierstockkrebs hin.

Fünf Jahre nach der Diagnose Brustkrebs leben heute noch vier von fünf Frauen. Bei Eierstockkrebs sind es nur halb so viele. Jedes Jahr erkranken bei uns 10 000 Frauen an diesem Tumor. Trotzdem: Es gibt Fortschritte bei der Behandlung und Ansätze für neue Therapien. Einer davon ist eine Impfung gegen den Krebs. Geimpft werden jedoch nicht gesunde Frauen, sondern nur solche, die bereits erkrankt sind.

Bei vier von fünf Frauen mit Eierstockkrebs bilden die Tumorzellen ein bestimmtes Eiweiß (Protein) mit Namen Ca-125. Die Impfung hat zum Ziel, das körpereigene Abwehrsystem auf dieses Eiweiß aufmerksam zu machen. Angestachelte Immunzellen sollen dann den Krebs bekämpfen wie Bakterien oder Viren.

Einer der Impfstoffe auf Basis von Ca-125 heißt Abagovomab. Hinter diesem Zungenbrecher verbirgt sich ein Antikörper: ein Y-förmiges Protein, das der Körperabwehr für gewöhnlich typische Bruchstücke eines Krankheitserregers präsentiert. So wie ein Hund die Fährte eines Ganoven aufnimmt, wenn er an seiner Kleidung geschnuppert hat, soll Abagovomab die Körperpolizei auf die Spur des Eierstockkrebses führen. Als Lockstoff enthält der unter die Haut gespritzte künstliche Impfstoff einen charakteristischen Abschnitt von Ca-125.

Erste Ergebnisse sind ermutigend. »Der Impfstoff wird exzellent vertragen, das Immunsystem reagiert«, erklärt Jalid Sehouli, Frauenarzt an der Berliner Charité. In einer Studie mit 119 erkrankten Frauen führte die Impfung bei 70 Prozent der Teilnehmerinnen dazu, dass der Körper stärker gegen die Tumorzellen anging. Vor allem: Im Vergleich zu den Nichtgeimpften wurde die Überlebenszeit erheblich verlängert.

Nun muss eine große Untersuchung zeigen, ob Abagovomab die Erwartungen erfüllen kann. Rund 900 Frauen in acht Ländern sollen insgesamt an dieser Studie unter dem Kürzel »Mimosa« teilnehmen. Nach dem Zufallsprinzip bekommen sie entweder den Impfstoff oder ein wirkstofffreies Scheinpräparat, ein Placebo.

Voraussetzung zur Teilnahme an der »Mimosa«-Studie ist, dass nach Operation und Behandlung mit herkömmlichen Medikamenten, der Chemotherapie, keine Krebszellen mehr nachweisbar sind. Der Impfstoff soll dann den letzten Rest des Tumors – sofern doch noch vorhanden – beseitigen, die Gefahr eines Rückfalls bannen. Denn leider kehrt der Krebs auch nach einer scheinbar gut verlaufenen Operation mitunter zurück. Vielleicht aber ist damit bald Schluss.

Die Achillesferse des Tumors

Ein neues Zeitalter der Krebsmedizin beginnt

Es war der größte Erfolg der Krebsmedizin seit etlichen Jahren. Mit dem Wirkstoff Imatinib gelang es Wissenschaftlern erstmals, ein Tumormedikament zu finden, das nicht nach der Schrotschussmethode funktionierte. Anders als herkömmliche Krebsmittel, die gesunde wie kranke Zellen vernichten, hemmt Imatinib nur die Krebszellen am Wachsen, nicht das intakte Gewebe. Eine hochwirksame Behandlung nach Maß, noch dazu mit einem gut verträglichen Mittel in Pillenform.

Der Wermutstropfen: Das unter dem Namen »Glivec« vermarktete Imatinib hilft nach heutigem Stand fast nur gegen eine relativ seltene Form von Blutkrebs mit Namen chronisch-myeloische Leukämie (CML) und einen noch selteneren Bindegewebstumor der Bauchhöhle. Außerdem zeigte sich bei der Behandlung der CML, dass das Medikament bei manchen Patients nach einiger Zeit nicht mehr anschlug. Die Krebszellen waren resistent geworden. So wie Bakterien, bei denen Antibiotika versagen.

Was tun? Glücklicherweise ist bis in Einzelheiten erforscht, was die Ursache der CML ist. Bei den Kranken haben sich aufgrund eines genetischen Defekts in blutbildenden Knochenmarkszellen zwei Erbanlagen aneinandergekoppelt, die eigentlich nicht zusammengehören. Das Ergebnis ist ein »Fusionsprotein«, ein Eiweiß, das sich den Informationen zweier Gene verdankt. Es führt dazu, dass sich die mutierten Zellen unablässig teilen und krebsartig wuchern, wie ein Auto, das ständig mit Vollgas fährt. Imatinib wirkt wie eine Bremse. Es blockiert das Eiweiß, das den Krebs verursacht.

Weil man genau weiß, wo und wie das Mittel wirkt, war es möglich, Alternativsubstanzen zu entwickeln: Glivec hat Geschwister bekommen. Sie heißen Nilotinib und Dasatinib (für originelle Namen werden Pharmaforscher nicht bezahlt) und helfen auch dann, wenn Glivec versagt. Das belegen Studien deutscher und amerikanischer Mediziner, die im Fachblatt New England Journal of Medicine veröffentlicht wurden.

Innerhalb von fünf Jahren verliert Glivec bei jedem fünften Blutkrebspatienten seine Durchschlagskraft. Diesen Menschen wird jetzt also geholfen werden können. Nilotinib ist fünfzigmal, Dasatinib sogar dreihundertmal wirksamer als Glivec.

Die Forschungsergebnisse bedeuten »unmittelbare Hoffnung« für die Kranken, schreibt der amerikanische Krebsmediziner Brian Druker, Pionier der neuen Therapie.

Sie zeigen, wie schnell neue Medikamente entwickelt werden können, wenn bekannt ist, warum die alten nicht mehr helfen.

Auch wenn es noch ein weiter Weg hin zu Arzneimitteln ist, die ähnlich gut und gezielt gegen häufige Tumoren wie Darm-, Brust- oder Lungenkrebs wirken: Glivec hat den Beweis erbracht, dass eine solche Behandlung im Prinzip möglich ist. Jetzt muss dem kleinen Wunder nur noch ein großes folgen.

Blockade gegen Brustkrebs
Trastuzumab senkt die Gefahr eines Rückfalls

Mit 36 Jahren erkrankte die australische Popsängerin Kylie Minogue an Brustkrebs. Die Geschwulst sei im Frühstadium entdeckt worden, hieß es. Der Tumor war also noch klein und hatte noch nicht auf andere Organe übergegriffen. Wie standen Kylie Minogues Chancen?

Eine Untersuchung, die im Fachblatt LANCET veröffentlicht wurde, hat sich mit der Überlebenswahrscheinlichkeit jener Gruppe von Patientinnen beschäftigt, zu der die Sängerin gehört, also mit Frauen, bei denen Brustkrebs früh entdeckt wurde. Über rund 15 Jahre haben Sarah Darby von der Universität Oxford und ein internationales Forscherteam das Schicksal von rund 200 000 Frauen verfolgt, die sich für knapp 200 Studien zur Verfügung gestellt hatten.

Das Ergebnis fällt klar positiv aus: Die unterstützende Therapie mit Zellgiften (Chemotherapie) oder dem Hormonpräparat Tamoxifen nach der Brustkrebsoperation kann das Sterberisiko an Brustkrebs in den folgenden 15 Jahren deutlich senken, bei manchen Kranken gar halbieren. Zwar haben diese Therapien Nebenwirkungen, doch überwiegen auf lange Sicht die Vorteile der Begleitbehandlung. »Die Tatsache, dass die Zahl der Todesfälle durch Brustkrebs in den USA und anderen Industrienationen seit 15 Jahren zurückgeht, ist zu einem wesentlichen Teil auf diese Behandlung zurückzuführen«, erklärt die Studienleiterin Darby.

Diesen Trend bestätigt Kurt Possinger, Brustkrebsspezialist an der Berliner Charité, auch für Deutschland und verweist auf weitere ermutigende Entwicklungen. Denn es gibt seit einiger Zeit ein Medikament, das die Gefahr eines Rückfalls noch stärker senken kann. Dabei handelt es sich um das Brustkrebsmittel Trastuzumab. Dieser unter dem Namen Herceptin vermarktete Wirkstoff blockiert ein Eiweiß auf den Krebszellen, das besonders zur Ausbreitung des Tumors beiträgt. Herceptin ist für jede vierte Patientin geeignet – bei Frauen, bei denen die Krebszellen das ominöse Eiweiß namens HER2 bilden. Das Medikament wurde bisher vor allem eingesetzt, wenn der Tumor bereits weiter fortgeschritten war. Doch nach einer neuen Studie kann es die Gefahr eines Rückfalls bei Frauen mit Brustkrebs im Frühstadium um ein weiteres Drittel senken, verglichen mit der bisherigen Standardbehandlung. Eine kleine Sensation! Das Medikament könnte also bald die Palette der Behandlungsmöglichkeiten für Frauen wie Kylie Minogue erweitern.

Maßgeblich an der Entwicklung des neuen Mittels beteiligt war der Krebsforscher Axel Ullrich vom Max-Planck-Institut für Biochemie in Martinsried. Er fand das verdächtige Eiweiß auf den Krebszellen und konstruierte einen

Prototyp des Medikaments Herceptin. Ullrich wurde vielfach ausgezeichnet, auch mit dem Preis »Busenfreund« der Patientinnen-Vereinigung »Mamazone«. Diese Ehrung hat er verdient, denn Herceptin wurde bisher bei mehr als 230 000 Brustkrebspatientinnen eingesetzt.

All diese guten Nachrichten können natürlich an der traurigen Diagnose selbst nichts ändern, und ob sie im Einzelfall wirken, ist auch nicht garantiert. Aber einen Fortschritt bedeuten sie auf jeden Fall.

Böse Arznei, gute Arznei

Die Rückkehr des Contergan-Wirkstoffs

Alles hat seine zwei Seiten. Das belegt die Geschichte des Wirkstoffs Thalidomid. Unter dem Namen Contergan wurde Thalidomid vor 50 Jahren in Deutschland als Schlafmittel auf den Markt gebracht – mit den bekannten katastrophalen Folgen. Tausende von Kindern kamen mit schweren Fehlbildungen zur Welt, weil ihre Mütter das Mittel eingenommen hatten. Oft fehlten ihnen die Arme, die Hände waren am Rumpf angewachsen. Thalidomid hat Leben zerstört.

Und dann die andere Seite: Bereits seit einiger Zeit wird der gleiche Wirkstoff eingesetzt, um das Leben von Krebskranken zu retten oder zumindest zu verlängern.

Multiples Myelom heißt das Leiden, gegen das Thalidomid verschrieben wird – ein bislang unheilbarer Knochenmarkkrebs, der von B-Zellen ausgeht. B-Zellen produzieren Antikörper, Abwehrstoffe aus Eiweiß, die ins Blut abgegeben werden. Bei Myelom-Patienten führt das unkontrollierte Wuchern von B-Zellen dazu, dass die von ihnen gebildeten völlig unbrauchbaren Eiweißstoffe das Blut verdicken und die Nieren verstopfen. Krebsnester zerstören Knochen und gefährden die normale Blutbildung.

Thalidomid hemmt die Entwicklung von Blutgefäßen. Das erzeugt die Fehlbildungen beim Embryo. Gliedmaßen und innere Organe entwickeln sich nicht richtig. Die verhängnisvolle Blutgefäß-Blockade aber hilft auch gegen den Krebs im Knochenmark. Aus einer folgenschweren Nebenwirkung wird eine erwünschte Wirkung.

Eine französische Studie, veröffentlicht im Fachblatt LANCET, belegt die Wirkung des Medikaments bei älteren Myelom-Patienten im Alter von 65 bis 75 Jahren. In diesem Lebensabschnitt bricht die Krankheit am häufigsten aus. Thierry Facon vom Universitätskrankenhaus Lille und seine Kollegen stellten fest, dass die Patienten, die zusätzlich zur üblichen Behandlung Thalidomid bekamen, länger überlebten – im Durchschnitt 51 statt 33 Monate.

Thalidomid ist in Deutschland aus begreiflichen Gründen nicht zugelassen, kann Krebskranken aber im Rahmen einer Sonderregelung verschrieben werden. Inzwischen gibt es ein – erheblich teureres – Nachfolgemittel mit Namen Lenalidomid (vermarktet unter dem Namen Revlimid), das in Europa ganz offiziell verschrieben werden kann. Und noch ein weiteres Medikament hilft Myelom-Patienten. Es heißt Bortezomib und verstopft die »Mülleimer« der Krebszellen. Das sind große Proteinkomplexe in den Zellen, in denen ausgediente Eiweißmoleküle geschreddert und recycelt werden.

Die Fortschritte bei der Behandlung haben den Patienten etwa zwei Jahre längeres Überlegen gebracht, schätzt

Antonio Pezzutto, Spezialist für Blutkrebs an der Berliner Charité. Keine Heilung, gewiss. Aber ein Gewinn an Lebenszeit.

Gärung im Gewebe

Kranke Zellatmung – der Schlüssel zu Krebs?

Otto Warburg war ein verschrobenes Genie. »Kaiser von Dahlem« wurde der Berliner Biochemiker und Arzt spöttisch-bewundernd genannt. Warburg, 1931 mit dem Nobelpreis geehrt (und an mindestens einem weiteren knapp vorbeigeschrammt), hatte das Geheimnis der Zellatmung aufgeklärt. Er war ein Pferdenarr, der hoch zu Ross zur Arbeit ritt. Und ein Ökofreak, der sein eigenes Gemüse anbaute und Brot backte.

Als echter Eigenbrötler hatte Warburg 1924 auch eine eigene Theorie zur Krebsentstehung entwickelt. Er hatte beobachtet, dass Krebszellen ihren Energiebedarf nicht wie gesundes Gewebe hauptsächlich aus der Zellatmung beziehen, sondern durch Gärung. Dieser »Warburg-Effekt« war seiner Meinung nach die Ursache von Krebs.

Warburgs Annahme geriet fast in Vergessenheit – und könnte jetzt doch eine Renaissance erleben. Der Krebsforscher Evangelos Michelakis von der Universität von Alberta in Kanada und sein Team haben nämlich Anhaltspunkte dafür gefunden, dass der Warburg-Effekt die Behandlung von Krebs tatsächlich auf eine neue Grundlage stellen könnte. Michelakis testete eine simple Chemikalie namens Dichloracetat (DCA) auf ihre Wirksamkeit gegen häufige Tumoren. DCA ist geschmack- und farblos, spottbillig, nicht patentiert und kaum giftig – und erwies sich als sehr wirksam, so die Forscher im Fachblatt CANCER CELL. Die Tumoren schrumpften fast schlagartig zusammen.

Was war geschehen? DCA wird seit vielen Jahren bei Menschen eingesetzt, bei denen die Mitochondrien nicht richtig arbeiten. Mitochondrien sind die »Kraftwerke« der Zelle, in denen aus Traubenzucker und Fettsäuren mit Hilfe von Sauerstoff Energie gewonnen wird.

Genau dieser Prozess der Zellatmung ist auch bei Krebszellen weitgehend blockiert. Die haben ihren Stoffwechsel nämlich, wie schon Warburg richtig festgestellt hatte, auf Gärung umgestellt. DCA hebt die Blockade der Mitochondrien in den Krebszellen auf – mit höchst erfreulichen Folgen. Denn sobald die Mitochondrien wieder normal arbeiten, wird in vielen Krebszellen ein Selbstmordprogramm ausgelöst. Bereits Warburg hatte angenommen, dass der Krebsschaden seine Ursache in defekten Mitochondrien hat, es aber nicht beweisen können.

Für Michelakis ist klar, dass der gestörte Stoffwechsel des Tumors zu seiner Achillesferse werden könnte. Denn sobald DCA die Mitochondrien wieder richtig funktionieren lässt, sind die Krebszellen plötzlich verwundbar. Auf diese Weise könnte auch die herkömmliche Chemotherapie besser anschlagen.

Folgerichtig will Michelakis DCA nun auch bei echten Krebskranken testen. Spätestens hier ist eine skeptische Bemerkung fällig. Denn viele Stoffe, die im Labor und im Tierversuch gut gegen Krebs zu helfen schienen, versagten in der Praxis. Der endgültige Beweis für den Warburg-Effekt steht also noch aus.

Wider das Wirbelgleiten

Eine Operation kann die Beschwerden lindern

Wenn man älter wird, können die Wirbel ins Gleiten kommen: Sie rutschen aus ihrer Verankerung ein wenig nach vorne. Betroffen sind meist die Lendenwirbel direkt oberhalb des Kreuzes. Das ist schmerzhaft. Typisch sind Beschwerden in den Beinen, die nach ein paar hundert Metern Gehen auftreten können.

Die Pein im Bein hat ihre Ursache nicht etwa in schlechter Durchblutung, sondern in geklemmten Nerven: Der nach vorn geglittene Wirbel engt den Raum der Nervenfasern ein. Wenn man stehen bleibt und sich vorbeugt, schwindet der Schmerz, weil der Druck auf die Nerven nachlässt.

Beim Wirbelgleiten werden auch die Kapseln der beiden kleinen Wirbelgelenke strapaziert – sie steuern die Beweglichkeit zwischen den Wirbeln. Weil sie hinten liegen, ziept es zusätzlich im Kreuz. Und damit nicht genug. In den meisten Fällen ist der Wirbelkanal, in dem die Nerven entlanglaufen, aufgrund fehlgeschlagener Reparaturprozesse des Körpers noch einmal extra verengt. Man spricht von Spinalstenose.

Probleme, die meist jenseits der 60 auftreten und dann noch an einem so verflixten Körperteil wie einer unter der Last der Jahrzehnte ächzenden Wirbelsäule – kann man da überhaupt etwas machen? Ja, wie eine Studie aus Amerika belegt. Der Orthopäde James Weinstein von der Dartmouth Medical School in Lebanon verglich die chirurgische Behandlung mit einer konservativen, also einer Therapie, bei der auf eine Operation verzichtet wird. Einige Wochen nach der OP besserten sich die Schmerzen der

Patienten, sie kamen in ihrem Alltag wieder besser zurecht, jedenfalls besser als Kranke, die nicht operiert wurden, ein Effekt, der auch nach zwei Jahren noch anhielt.

Olaf Süss, Neurochirurg an der Berliner Charité, kann die Ergebnisse bestätigen. »Die meisten Menschen profitieren von der Operation«, sagt er. »Sie werden wieder mobil, kommen aus dem Bett heraus.« Allerdings ist die Operation keine Kleinigkeit. Der Orthopäde Weinstein brauchte pro Eingriff knapp drei Stunden. Die Behandlung des Wirbelgleitens und der Spinalstenose besteht aus zwei Schritten. Zum einen wird der Wirbelkanal entlastet. Das geschieht, indem ein Teil des hinteren Wirbelbogens herausgenommen wird. Zudem wird der gleitende Wirbelkörper mit seinem Nachbarn fest verschraubt und dem lockeren Treiben so ein Ende bereitet. Klingt rabiat, hilft aber vielen.

Wer nicht operiert werden kann oder will, braucht nicht zu resignieren. Denn mit der herkömmlichen Therapie bessern sich die Beschwerden ebenfalls, wie die Studie ergab. Behandelt wird vor allem mit Krankengymnastik und schmerz- und entzündungshemmenden Medikamenten, die direkt in die peinigenden Gelenke gespritzt werden können. Man kann auch versuchen, die gereizten Nerven in den kleinen Wirbelgelenken mit Hitze auszuschalten, und manchen hilft ein Korsett, das die Wirbelsäule ruhig stellt. Eine perfekte Lösung, um der Gleitwirbel Herr zu werden, gibt es leider nicht.

Wurzel des Übels, Wurzel der Hoffnung

Was die Suche nach krank machenden Genen bringen kann

Irgendwo tief in unseren Erbanlagen steckt die Ursache von Krankheiten wie Rheuma, Diabetes, Gefäßverkalkung und Krebs, um nur einige wichtige Leiden zu nennen. Wenn es uns gelänge, die genetischen Wurzeln dieser Übel zu finden, könnte man neue, maßgeschneiderte Wirkstoffe finden oder vielleicht sogar gezielt vorbeugen.

Noch liegt dieses Ziel in der Ferne. Aber das Netz um die Gene für weitverbreitete Krankheiten zieht sich zusammen, wie kürzlich das Fachblatt SCIENCE feststellte. Das menschliche Erbgut wird immer weiter erforscht, die Kosten für die Entzifferung der Erbinformation DNS sinken rapide. Damit ist es möglich, die Gene vieler verschiedener Menschen zu vergleichen und Unterschiede mit Krankheitsrisiken in Verbindung zu bringen.

Am weitesten in der Kunst der Genjagd ist man in Island. Der Grund dafür heißt Kari Stefansson.

Stefansson hatte es in der Fremde zu Ruhm und Ehre gebracht. Der Mediziner lebte fast 30 Jahre in den USA und war Pathologieprofessor an der Harvard-Universität. 1996 kehrte er jedoch Amerika den Rücken und in seine Heimat zurück. Er gründete in Reykjavík die Firma Decode. Stefanssons ehrgeiziges Ziel: das Erbgut aller rund 300 000 Isländer zu durchleuchten, um auf dieser Wissensbasis Krankheitstests und Medikamente zu entwickeln.

Aus Sicht Stefanssons war Island der ideale Ort für eine Genhatz. Denn die Insel ist genetisch weitgehend homogen, darin vergleichbar mit einem abgelegenen Bergdorf. Seit 1915 gibt es Aufzeichnungen des öffentlichen Gesundheitswesens, und ihre Stammbäume können viele Isländer über Jahrhunderte zurückverfolgen. All diese Dinge machen es leichter, bestimmten Erbanlagen Krankheiten zuzuordnen.

Zwar wurde das isländische Gesamtgenom Ende 2003 per Gerichtsbeschluss vor allem wegen der Bedenken von Datenschützern gestoppt. Aber zwei von drei Isländern gaben Stefansson die Erlaubnis zur Genrecherche. Informationen von mehr als 100 000 der erwachsenen Inselbewohner hat Decode in seiner Datenbank und seit einigen Jahren sprudelt es Forschungsergebnisse.

Etliche Erbanlagen und damit Ansatzpunkte für neue Medikamente bei weitverbreiteten Krankheiten haben die Wissenschaftler gefunden. Darunter sind Prostatakrebs, Schlaganfall, Herzinfarkt, Asthma und Diabetes. Letzter Coup der Firma war ein genetischer Risikofaktor für unruhige Beine.

Decode behauptet stolz, weltweit führend bei der Fahndung nach Genen für häufige Krankheiten zu sein. Das geschieht nicht aus reiner Nächstenliebe. »Ich bin ein knallharter Kapitalist«, hat der stattliche, muskulöse Stefansson einem Reporter des Magazins BRAND EINS verraten. Irgendwie ähnelt er dem amerikanischen Gen-Tycoon Craig Venter, dem ersten Menschen, dessen komplettes Erbgut veröffentlicht wurde. Stefansson ist sozusagen seine isländische Version. Wenn am Ende ein brauchbares Medikament dabei herauskommt, kann uns der Erfolg von Decode allerdings nur recht sein.

Fett gegen Zucker

Omega-3 soll Diabetes bei Kindern verhindern

Wenn Kinder zuckerkrank werden, ist in den allermeisten Fällen ein Typ-1-Diabetes die Ursache. Dabei attackiert die Körperabwehr die Inselzellen der Bauchspeicheldrüse. Das sind jene Zellen, die das blutzuckersenkende Hormon Insulin herstellen. Kinder mit Typ-1-Diabetes (»Jugendlichendiabetes«) müssen deshalb lebenslänglich Insulin spritzen. Anders als beim Typ-2-Diabetes (»Alterszucker«) gibt es bis heute keine Möglichkeit, der Krankheit zuvorzukommen. Beim Alterszucker hilft häufig schon Abspecken, um den Blutzucker zu normalisieren. Bei Kindern wird die Krankheit meist erst dann entdeckt, wenn 80 Prozent der Insulin bildenden Zellen der Bauchspeicheldrüse zerstört sind. Dann ist es für die Vorbeugung bereits zu spät.

Trotzdem wird fieberhaft nach Möglichkeiten gesucht, den Typ-1-Diabetes zu bekämpfen, bevor er bereits den größten Teil der Inselzellen geschädigt hat. Eine Studie weckt Hoffnung. Wissenschaftler unter Leitung von Jill Norris von der Universität von Colorado in Denver haben einen möglichen Schutzfaktor gefunden: Omega-3-Fettsäuren. Sie sind vor allem in fettem Fisch wie Lachs, Sardinen und Makrelen enthalten, aber auch in Sonnenblumen- und Rapsöl. Omega-3-Fettsäuren bremsen möglicherweise die selbstzerstörerische Attacke des Immunsystems auf die Bauchspeicheldrüse.

1770 Kinder mit hohem Diabetesrisiko im Alter von ein bis drei Jahren haben die Forscher über rund sechs Jahre begleitet. Hohes Risiko bedeutet, dass in der nahen Verwandtschaft, also bei Eltern oder Geschwistern, ein Fall von Typ-1-Diabetes aufgetreten war oder dass das Immunsystem der Kinder sie anfällig machte. Am Ende stellte sich heraus, dass Kinder, die viel Omega-3 über die Nahrung aufnahmen, ein halb so großes Risiko für die Bildung von Antikörpern gegen die Inselzellen besaßen. Antikörper sind Abwehrstoffe, die das Immunsystem herstellt. Wenn sie gegen Inselzellen gerichtet sind, ist das der erste Schritt zur Diabetesentstehung.

Die Entzündung, die schließlich die Bauchspeicheldrüse zerstört, lässt sich am besten mit einem Schwelbrand vergleichen. Omega-3-Fettsäuren gelingt es vielleicht, ihn zu ersticken. Aber noch gibt es nur Hinweise, keinen Beweis.

»Die Entstehung von Typ-1-Diabetes beruht auf mehreren Faktoren, die zusammenkommen müssen«, erläutert Thomas Danne vom Kinderkrankenhaus auf der Bult in Hannover. Gene, Umwelt und Ernährung und möglicherweise Krankheitserreger spielen eine Rolle.

Entsprechend vielseitig sind auch die Versuche, die Krankheit am Entstehen zu hindern. Nicht nur Fettsäuren, sondern auch der Verzicht auf Kuhmilch-Eiweiß in den ersten Lebensmonaten und eine Impfung werden erprobt.

Noch ist der Durchbruch nicht da, und den Kinderarzt Danne beschäftigt vor allem, dass es den 20 000 diabeteskranken Kindern in Deutschland an Verständnis und politischer Unterstützung mangelt. Etwa, wenn es um Hilfe beim Insulinspritzen in der Schule geht. Da werden die Kinder oft allein gelassen.

Voll verdaulich

Bio-Gefäßstützen fürs Herz

Gefäßstützen sind aus der Herzmedizin nicht mehr wegzudenken. Nachdem ein verengtes Herzkranzgefäß mit einem aufblasbaren Ballon von innen gedehnt wurde, schiebt der Arzt die Gefäßstütze, von den Medizinern Stent genannt, in das aufgeweitete Blutgefäß. Das Röhrchen aus feinem Metalldraht verhindert, dass das Blutgefäß verstopft wird oder wieder in sich zusammenfällt. Das Blut kann wieder in den Herzmuskel fließen.

Wie ein Gips ein gebrochenes Bein, so schient der Stent das Blutgefäß. Allerdings nicht von außen, sondern von innen. Und es gibt noch einen Unterschied: Der Gips wird nach ein paar Wochen entfernt. Auch der Stent hat nach einem Jahr seinen Zweck erfüllt. Doch er bleibt ein Fremdkörper mitten im Herzen.

Aber vielleicht nicht auf ewig. Denn Forscher arbeiten an Stents, die sich mit der Zeit auflösen. Das hätte gleich mehrere Vorteile. Die Gefahr von Blutpfropfen, die sich leichter an dem körperfremden Maschendrahtgewebe der Stents bilden können, würde verringert; das Blutgefäß würde seine natürliche Form zurückgewinnen und wäre nicht durch die starre Gefäßstütze »fremdbestimmt«; es könnte leichter erneut mit einem Stent behandelt werden, wenn erforderlich; und schließlich wäre es einfacher, auf dem Röntgenbild zu erkennen, ob das Gefäß auch richtig durchblutet wird.

Ein Ärzteteam unter Leitung von Raimund Erbel von der Universitätsklinik Essen hat Ergebnisse für einen sich selbstauflösenden Stent aus Magnesium vorgelegt. Die haarfeine, mit Laserlicht geschnitzte Gefäßstütze löst sich nach vier Monaten im Körper auf. Wie die Mediziner im Fachblatt LANCET berichteten, sind die Resultate ganz ermutigend. Keiner der 63 behandelten Patienten starb, bekam einen Herzinfarkt oder einen Blutpfropf durch den Stent.

Leider verengte sich das behandelte Gefäß bei fast der Hälfte der Patienten wieder und machte eine erneute Behandlung erforderlich – bei jedem vierten Patienten sogar schon in den ersten vier Monaten, in denen die Magnesiumstütze noch im Gefäß lag. Das ist ein schlechteres Ergebnis als bei herkömmlichen Stents. »Ein bisschen enttäuschend«, findet Herzspezialist Wolfgang Bocksch von der Berliner Charité die Ergebnisse. »Das ist noch nichts für die Routine.«

Möglicherweise wird das Magnesium zu schnell vom Körper verdaut. Inzwischen wird an Magnesiumstützen gearbeitet, die länger halten und die zudem mit einem Medikament beschichtet sind, das das Zuwuchern des Blutgefäßes mit Bindegewebe – eine Art übertriebene Wundheilung – verhindert. Ein amerikanischer Hersteller wiederum hat einen beschichteten Stent aus Milchsäure-Kunststoff entwickelt, der sich in ein bis anderthalb Jahren auflöst. Die vorläufigen Ergebnisse beim Milchsäure-Stent sehen etwas besser aus als bei der Gefäßprothese aus Magnesium. Es wird gleichwohl noch dauern, bis eine voll verdauliche »Bio-Gefäßstütze« auf den Markt kommt.

Tiefgefrorene Hoffnung

Was bringt die Langzeitlagerung von Nabelschnurblut?

Werdende Eltern machen sich viele Gedanken – und Sorgen: Wie wird die Geburt verlaufen? Wird alles gutgehen? Und vor allem: Wird unser Baby gesund sein?

Mit der latenten Angst um das Wohl des Kindes werben seit einiger Zeit kommerzielle Blutbanken für ihre Dienste. Sie bieten an, das Nabelschnurblut des Neugeborenen einzufrieren. Gegen eine Gebühr von – je nach Anbieter – zwischen 1400 und 2400 Euro wird das aufbereitete Blut dauerhaft tiefgekühlt.

Für die Eltern bedeutet dieses Angebot, noch vor der Geburt über schwere, möglicherweise tödliche Krankheiten nachzudenken, die ihr Kind später im Erwachsenenalter vielleicht bekommen kann. Nabelschnurblut ist reich an Stammzellen, und die sollen helfen, mit Krankheiten wie Herzinfarkt, Diabetes oder Nervenleiden fertig zu werden.

Das »Geschäftsmodell« der Blutbanken geht offenbar auf. Denn weltweit gibt es mittlerweile mehr als zwei Millionen Elternpaare, die sich für diese Form der »Lebensversicherung« ihrer Kinder entschieden haben. Und doch muss sich niemand schuldig fühlen, wenn er sich gegen das Einfrieren der Stammzellen entscheidet. Eine Zahl ist verräterisch: Den vielen Nabelschnurblut-Entnahmen stehen lediglich etwa 20 Fälle gegenüber, in denen tatsächlich auf die gefrosteten Stammzellen zurückgegriffen wurde. 20 Fälle von zwei Millionen!

Und selbst bei diesen Patienten hätte man herkömmliche Stammzellen benutzen können. Schließlich gibt es keine einzige Krankheit, die man nur und ausschließlich mit körpereigenen Stammzellen behandeln kann. Im Gegenteil: Bei der Therapie von Blutkrebs mit Stammzellen ist es sogar sinnvoller, das Gewebe eines anderen Menschen zu nutzen. Die fremden Zellen stürzen sich nämlich mit Vorliebe auf die Krebszellen. Ein höchst erwünschter Effekt.

Und was ist mit den vielen Leiden von Diabetes bis Schlaganfall, gegen die irgendwann einmal die eigenen Stammzellen aus dem Tiefkühlfach helfen sollen? Bisher handelt es sich hier um vorläufige Forschungsergebnisse. Ob jemals echte Therapien daraus werden, steht in den Sternen.

Selbst wenn sich die Heilungsversprechen bewahrheiten sollten, so gibt es doch »bisher keine Belege dafür, dass Nabelschnurblut besser wäre als Stammzellen aus dem Knochenmark«, sagt Lutz Uharek, Experte für Stammzellbehandlung an der Berliner Charité. Wenn also wirklich eines Tages mit körpereigenen Stammzellen neuartige Behandlungen möglich sein sollten, ist das Knochenmark des Patienten eine völlig ausreichende Quelle für die benötigten Stammzellen.

Fachleute wie Uharek sehen daher kein stichhaltiges Argument, das dafür sprechen könnte, das Blut seiner Sprösslinge über Jahrzehnte hinweg aufzubewahren. Durchaus sinnvoll ist dagegen die Spende des Nabelschnurbluts an eine öffentliche Blutbank. Das kostet keinen Cent, kann aber schon morgen anderen Menschen das Leben retten.

Hoffnung fürs Augenlicht

Neue Medikamente helfen gegen Erblindung

Das Augenleiden AMD schmerzt nicht. Die ersten Zeichen sind unauffällig, leicht zu übersehen. Da ist mitten im Bild plötzlich der verschwommene Fleck, ein grauer Schatten auf der Zeitung. Das Sehen kann sich weiter verschlechtern, unschärfer werden und die Wahrnehmung verzerrt sein. Die AMD – diese Abkürzung steht für altersbedingte Makuladegeneration – ist die Krankheit, die jenseits des 55. Lebensjahres am häufigsten zu unwiderruflichem Sehverlust und zur Erblindung führt. Sie zerstört die Netzhaut genau an der Stelle, mit der das Auge am schärfsten sieht, in einem Bereich namens Makula.

Vor allem die »feuchte« AMD ist gefürchtet. Bei ihr bilden sich neue Blutgefäße. Die können undicht sein und lecken, so dass sich Wasser unter der Netzhaut sammelt. Anders als bei der langsam voranschreitenden »trockenen« AMD kann sich die Sehkraft dramatisch schnell verschlechtern. Was tun, um das Wuchern der Gefäße unter der Netzhaut zu stoppen?

Die Möglichkeiten sind bislang begrenzt. Seit nicht allzu langer Zeit gibt es eine spezielle Form der Laserbehandlung, genannt photodynamische Therapie. Dabei bekommt der Patient ein Medikament in die Armvene gespritzt, das sich in den neugebildeten Blutgefäßen des Auges ablagert. Durch einen infraroten Laserstrahl wird das Mittel aktiviert und verschließt die Blutgefäße. Der Nachteil: Diese Therapie hilft nur etwa jedem zehnten Patienten.

Aber nun gibt es berechtigte Hoffnung und die speist sich aus der Krebsmedizin. Bei der Bekämpfung von Tumoren wird seit etlichen Jahren an Medikamenten gearbeitet, die die Blutzufuhr der Geschwulst abschneiden. Denn ein Krebs, der nicht mit Blut versorgt wird, kann nicht wachsen. Er bleibt harmlos.

Zwar ist dieser Behandlung bisher der ganz große Durchbruch versagt geblieben. Doch gibt es bereits erste Erfolge bei dem Versuch, dem Tumor die Lebensader abzuschneiden. Die will man sich bei der Bekämpfung der AMD zunutze machen, denn auch hier sind die Blutgefäße der Quell des Übels. Mittlerweile sind drei Wirkstoffe auf dem Markt, die diesen Ansatz verfolgen. Allesamt richten sie sich gegen ein Eiweiß namens VEGF, das eine verhängnisvolle Rolle spielt und Blutgefäße in der Netzhaut sprießen lässt. Die neuen Präparate (Avastin, Macugen, Lucentis) müssen im Abstand von einigen Wochen direkt ins Auge gespritzt werden und blockieren hier VEGF.

»Es gibt eine neue Qualität bei der Behandlung der AMD«, sagt der Augenarzt Klaus Rüther von der Berliner Charité. Besonders beeindruckt hat die Fachleute der Wirkstoff Ranibizumab, der in Lucentis enthalten ist. In einer großen Untersuchung über zwei Jahre stellte sich heraus, dass er bei 70 Prozent der Patienten die Sehkraft stabilisieren oder sogar steigern konnte. »Bis vor kurzem ging es im Wesentlichen darum, den weiteren Verlust des Sehvermögens zu verlangsamen«, äußerte sich Frank Holz von der Augenklinik der Universität Bonn in der MÜNCHNER MEDIZINISCHEN WOCHENSCHRIFT. »Jetzt können wir tatsächlich eine Verbesserung erzielen.«

Das Hauptproblem der Behandlung ist ganz profan: Sie ist extrem teuer. Das gilt besonders für Lucentis – eine Anwendung kostet etwa 1500 Euro. Manche Augenärzte weichen deshalb auf Avastin aus. Dieses Präparat ist deutlich preiswerter, aber bislang nur in der Krebsmedizin erprobt und nicht speziell für die Augenheilkunde zugelassen. Die Augenärzte verordnen es »off label«, also für Anwendungsgebiete, die von der Zulassung nicht abgedeckt sind. Und bisher spricht vieles dafür, hier ein Auge zuzudrücken. Denn auch Avastin ist offenbar gut wirksam.

Birgit Frohn
Das kommt mir nicht auf den Teller

Lebensmittel unter der Lupe

ISBN 978-3-548-36903-7
www.ullstein-buchverlage.de

Mit jedem Lebensmittelskandal steigt auch der Informationsbedarf. Was steckt hinter »Light« und »Fettarm«? Was ist eine »Phenylalaninquelle«? Was bedeuten die mysteriösen E-Nummern? Und was ist wirklich »Bio«? Antworten liefert dieses Buch: Medizinjournalistin Birgit Frohn hat unsere Nahrung von Aal bis Zitrone unter die Lupe genommen und sorgt damit – endlich! – für Durchblick an den Lebensmittelregalen.

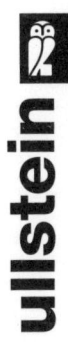

US252

Frank Naumann
Mentale Fitness
Die 6 Pfeiler der geistigen Vitalität
Mit Abbildungen
Originalausgabe

ISBN 978-3-548-36967-9
www.ullstein-buchverlage.de

Seit jeher ist die Menschheit auf der Suche nach dem Jungbrunnen. Heute wissen wir: Wer geistig rege in die Jahre kommt, bleibt auch körperlich auf der Höhe. Mentale Fitness ist die Grundlage eines langen, rüstigen Lebens in ungebrochener geistiger Wachheit – und jeder hat es selbst in der Hand, dafür zu sorgen! Fundiert und unterhaltsam zeigt uns Frank Naumann sechs Prinzipien nebst konkreten Techniken, auf die es beim Streben nach lebenslanger geistiger Vitalität ankommt.

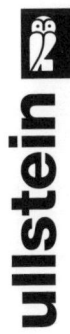

ullstein

US280

Nina Ruge / Dr. med. Lutz Bannasch

Das Geheimnis der Selbstheilung

Wege zu einem starken Immunsystem
Durchgehend vierfarbig

ISBN 978-3-548-36964-8
www.ullstein-buchverlage.de

Nina Ruge und der renommierte Immunologe Lutz Bannasch erklären die faszinierenden Mechanismen unseres stärksten Bodyguards, des Immunsystems. Sie zeigen, wie wir unsere Selbstheilungskräfte mobilisieren, trainieren und stärken können, sogar bei ernsthaften Krankheiten. Dafür gibt das Buch viele überzeugende Beispiele. So erzählen Michael Lesch und Thomas Fuchsberger, wie sie schwerste Krankheiten überwunden haben. Ursula Karven beschreibt, wie Yoga das Immunsystem trainiert und Sandra Völker, wie sie trotz Asthma Weltrekorde schwimmen konnte.

»Mit ausführlichen Informationen zu unserem Abwehrsystem und tollen Gesundheitstipps – beeindruckend!« *Frau von heute*

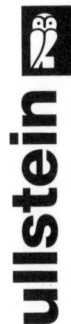

US287

ullstein